医者仁心 师者正道

国家出版基金项目
NATIONAL PUBLICATION FOUNDATION

柴嵩岩
中医妇科临床经验丛书

总主编　柴嵩岩

柴嵩岩　主编

柴嵩岩多囊卵巢综合征治验

中国中医药出版社
·北京·

图书在版编目（CIP）数据

柴嵩岩多囊卵巢综合征治验 / 柴嵩岩主编 . —北京：
中国中医药出版社，2020.6（2022.12重印）
（柴嵩岩中医妇科临床经验丛书）
ISBN 978-7-5132-5919-4

Ⅰ . ①柴… Ⅱ . ①柴… Ⅲ . ①卵巢疾病－中医临床－
经验－中国－现代 Ⅳ . ① R271.1

中国版本图书馆 CIP 数据核字（2019）第 275813 号

中国中医药出版社出版

北京经济技术开发区科创十三街 31 号院二区 8 号楼
邮政编码 100176
传真 010-64405721
河北省武强县画业有限责任公司印刷
各地新华书店经销

开本 710×1000 1/16 印张 15.5 彩插 0.75 字数 216 千字
2020 年 6 月第 1 版 2022 年 12 月第 3 次印刷
书号 ISBN 978 - 7 - 5132 - 5919 - 4

定价 68.00 元
网址 www.cptcm.com

服 务 热 线 010-64405510
购 书 热 线 010-89535836
维 权 打 假 010-64405753

微信服务号 zgzyycbs
微商城网址 https://kdt.im/LIdUGr
官 方 微 博 http://e.weibo.com/cptcm
天猫旗舰店网址 https://zgzyycbs.tmall.com

如有印装质量问题请与本社出版部联系（010-64405510）

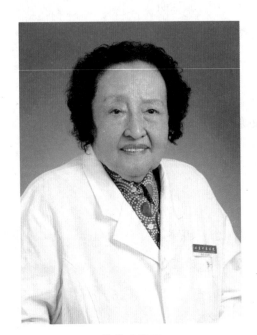

柴嵩岩近照

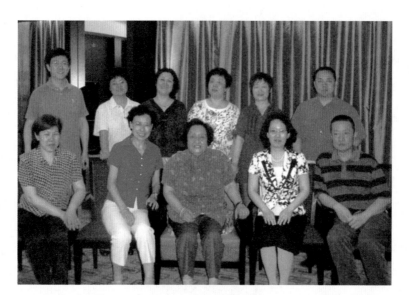

柴嵩岩与徒弟们合影

王序

"人有向上向善之心，总有为他人做点事之情"，这是已进入耄耋之年的中医老专家柴嵩岩的夙愿。她为了把 60 多年积累的经验总结梳理出来，不避寒暑，不顾疲劳，秉烛笔耕 10 多年，指导学生帮助她将中医妇科临床经验编辑为 10 册丛书。看着她书桌上那一笔一画撰写和反复修改的堆积盈尺的书稿，眼前便会浮现出柴老满头白发、埋首书案的身影，她的勤奋和执着令我们敬佩。

时间是宝贵的，精神是无价的。从柴老这套用心血凝成的丛书中，我们看到她"无欲无求"的无私奉献；看到她"誓愿普救含灵之苦"的"大慈恻隐之心"；看到她救死扶伤，手到病除的高超医术；看到她渴望中医后继有人，祈盼他们茁壮成长的拳拳热望；也看到她孜孜以求、精益求精、实事求是、一丝不苟的科学态度。这种精神就是我们倡导的，人们崇尚的大医精神，就是我们的中医之魂。

人才是宝贵的，像柴老这样的专家更是我们的国宝。能把他们的经验，以中医理论整理出来，继承传播下去，是民族的责任，也是世界的福音，而这经验必将随着历史的进程，随着医学科学的发展，越来越显现出其不可替代、无可比拟的价值，相对于时空的流逝，我们怎样估价都不过高，这也是我们中医人为之呕心沥血、前赴后继、倾心投入、顽强奋争的根本原因。尽管回首过去我们历尽坎坷，展望前景仍将困难重重，但是我们坚信，道路是曲折的，前途是光明的，未来的医学展现在我们面前的必然是关不住的满园春色，而中医，恰是这个大花园中最醒目、最艳丽的一枝奇葩。

每当我看到大家为振兴中医而做出的努力，都会被深深感动，中医事业太需要这样的努力，太需要这样努力的志士。为此，我借柴老的丛书面世之际，写了上面的话，与大家共勉。

王国振

2019 年 5 月

屠序

《柴嵩岩中医妇科临床经验丛书》要出版发行了。

耄耋之年的柴嵩岩先生，饱谙对中医妇科学的智慧感悟，率众继承人撰写这套丛书，是 60 余年杏林生涯的心血撷菁。

我们翩翩自乐于丛书的出版，因为在中医学的医学宝库中，国医大师柴嵩岩又续新的篇章，中医药事业薪火相传。

大师常说，我是站在巨人的肩膀上成长的。大师青年时期师承近代伤寒大师陈慎吾，学习中医经典及临床技能；获得医师执业资格后考入北京医学院"首届全国中医药专门研究人员班"，师从现代名医吴阶平、严仁英，接受西医学理论及方法论学习；20 世纪 50 ~ 60 年代，毕业后再与京城名医刘奉五、郗霈龄、祁振华、姚正平等共事于北京中医医院，受多位名家影响。这样的成长之路，使大师日后脱颖而出，形成"柴嵩岩中医妇科学术思想及技术经验知识体系"时，博采众长，兼容并收，临床实用。既有中医学师承的烙印，又体现出辩证唯物主义物质观、发展观、整体观的科学理念。

　　大师常说，医者要有视野与格局。医者行医，是对人的观察与研究。在相当长一段时间内，医者学的是技术，但要学"出来"，终究靠的不是单纯的医学技术。大师提倡做"杂家"，知天下事，关注经济学、政治学、法学、伦理学、历史学、社会学、心理学、教育学、管理学、人类学、民俗学、新闻学、传播学等一系列学科的动态与发展，正所谓"功夫在身外"。

　　大师一生怀感恩之心。感恩社会给予的成长环境，感恩前辈铺平的成长道路，感恩患者造就的成长机会，感恩团队、同道的协作铸成个人成就。

　　人说，万事皆有因。有信念，就有态度，就有行为，就产生结果。

　　我眼中的大师大概就是这样：宽以容人，厚以载物。博学成医，厚德为医，谨慎行医。

　　让我们细细品读《柴嵩岩中医妇科临床经验丛书》吧。

2019 年 12 月

刘序

我认识柴老是在多年以前，那时的她在业界和社会上已是相当有名，全国各地求诊的患者络绎不绝。由于工作繁忙，我们每次谈话都很仓促，记得柴老谈得最多的是对专业发展的思考，她"想做的事情很多"，而我总是叮嘱她要保重身体。转眼间，柴老以85岁高龄获得宋庆龄樟树奖，这是妇幼事业的终身成就奖。在颁奖致辞中，柴老提及治愈病患喜得贵子的喜悦，也谈及对妇科疾病日益增多的担忧，语言平实却感人至深，我想那是内心真感情的流露，里面"孕育"有几十年的大爱，我认为在那一刻，柴老的理想和生活达成了统一，内心是幸福和满足的，正如她自己所言这是一种"低调的殷实"。柴老60余年厚积薄发，问鼎国医大师的事业和人生之巅，此时她最大的心愿莫过于中医事业的传承，把自己的学术经验留给医院、留给后学，救助更多病患于苦难，所以总结著述是柴老多年的夙愿。经过柴老及其学术团队医师们的努力，《柴嵩岩中医妇科临床经验丛书》喷薄而成。其中，柴氏中医妇科理论体系完整，临床经验涉猎广泛，既秉承了经典中医精髓传承，又包含了现代医学视野，是北京中医医院学术传承的代表之作，值得同道和后学很好地品读。

值此著作出版之际，特向几十年如一日奋斗在中医妇科临床上的柴嵩岩前辈致敬！

2019 年 5 月

柴序

　　科学是有连续性和继承性的，特别是中医学，它具有很强的实践性，具有深厚的文化底蕴，是我们中华民族独有的医学科学体系。中医学随着数千年的中国历史进程，在不断发现、积累、充实、整理的过程中，经过无数次的实践验证而日臻完善。中医学与我们这个古老民族的健康与繁衍相帮相伴，为中华民族的发展创下永难磨灭的历史功勋，是我们中华民族文化宝库中弥足珍贵的瑰宝。

　　在浩如烟海的中医典籍中，中医妇科学以其独特的文化视角、服务人群和实践特征崭露头角，经过无数先辈的梳理演绎、分析组合，形成一个独立的医学体系。其已经成为维护广大妇女健康的基石，并具有无限发展的前景。中医妇科学是一门完整的学科，它的特点是以深厚的中医理论为基础，依据妇女特有的生理、病理、心理特点，结合现代医学的客观状态描述，进而分析查找病因病机，综合辨证施治。中医妇科学在长期不断的实践中，探索自身规律，丰富完善理论和实践体系，是具有强大生命力的医学科学。

　　我在中医妇科临床一线奋斗了 60 余年。在 60 余年的学习工作中，我们看到了时代的进步、科学的普及和人们观念的更新，同时也看到由于生活习惯、社会环境、工作特色发生了太多的变化，从而引起新的疾病和人们新的痛苦。这给我们带来了新的困惑，但也是人类历史上不可避免的，了解、战胜这些疾病成为我们医务工作者不可推卸的责任。

　　出于职业的责任感及对妇女同胞的同情和关爱，也出于对中医的执着，我们不断地去思考，去探索，去寻求答案。正是在这个过程中，我们再度被中医传统理论所折服。中医古籍中关于"内因""外因""不内外因"实乃导致疾病发生之因的精辟论述，揭开了现代疾病的神秘面纱，指导我们再度攀上攻克疑难的高峰。中医传统理论没有过时，它是真正的不朽之作，在这条路上，我们学无止境。对中医的热爱，是我们永藏心底不变的情结。

　　在中医妇科临床一线的日夜实践中，我们秉承先辈们的高尚医德，体会领悟他们的经验理论，同时也在积累着对妇女特性和疾病的认知，提高着治疗和调理疾病的能力。我们把从中得到的点滴体会汇集起来，编撰了《柴嵩岩中医妇科临床经验丛书》。

　　本套丛书共 10 册，包括柴嵩岩中医妇科学术思想荟萃、柴嵩岩中医妇科舌脉应用、柴嵩岩妇科用药经验、柴嵩岩异常子宫出血治验、柴嵩岩妊娠期常见疾病治验、柴嵩岩子宫内膜异位症治验、柴嵩岩多囊卵巢综合征治验、柴嵩岩卵巢早衰治验、柴嵩岩不孕不育症治验及柴嵩岩妇科疑难验案实录等理论和临床经验。各分册以中医理念贯穿全书，综合多方文献资料和经验，以妇科临床常见病、多发病、疑难病为主，同时根据临床实际，将一些专题性的内容独立成册。例如在妇科用药经验分册中，强调依据不同疾病、体质和周期的用药基础，突出个性化药物选择的用药原则；在中医妇科舌脉应用分册中，揭示了舌象与疾病之间特殊的相关性，我们从 20 世纪 50 年代起即以舌象为诊断和用药的重要依据，并与学生用了近 40 年的时间收集、整理了相关资料近 3000 份。由于我们编写团队一直奋斗在临床一线，所以丛书的重点在临床，有相对较多的实践资料，具有较强的临床可操作性。供临床医师参考、为中医临床服务，正是本套丛书编写的宗旨。由于编写经验不足和时间有限，若书中存在疏漏之处，还请广大同道提出宝贵意见，以便再版时修订提高，我和我的学生们向大家致以诚挚的感谢！

柴嵩岩

2019 年 5 月

前言

———————————————————————————————————————

  多囊卵巢综合征（polycystic ovarian syndrome，PCOS）是育龄妇女常见的内分泌紊乱性疾病，在闭经患者中约占 33%，在月经稀发患者中约占 70%，在无排卵性不孕症患者中约占 90%。尽管 PCOS 在早期仅表现为高雄激素血症、月经失调及不孕，但它是一个终身疾病，可导致严重的后果，如非胰岛素依赖型糖尿病（NIDDM）、高脂血症、动脉粥样硬化、心肌梗死、高血压、妊娠糖尿病、妊娠高血压综合征及子宫内膜癌或卵巢癌等病的风险明显增加。该病给患者本人和家属带来了沉重的心理负担和经济负担，由于目前尚无有效的治疗方法，所以是妇科治疗的难点和研究的热点。

  多囊卵巢综合征在中医妇科学中并没有相应的病名，虽然根据其主要临床表现可归属于闭经、经水后期、崩漏、不孕症等范畴，但这些中医妇科病的病机并不能代表多囊卵巢综合征的核心病机。因此，在西医妇科学诊断和疗效评价背景下，有必要对该病的病因病机进行新的探索。而"遵古学古，参今用今"是探索的基本思维方法。所谓"遵古学古"，就是充分尊重中医妇科学对妇科相关的生理、病理的理论认识，借鉴中医妇科学积累的治疗多囊卵巢综合征相关临床表现，如"闭经""月经稀发""痤疮"的宝贵经验。所谓"参今用今"，就是辨证论治时要参考西医妇科学有关多囊卵巢综合征的病因、病理机制和治疗进展，评价中医疗效时要参考西医妇科学有关多囊卵巢综合征的诊断标准和疗效评价标准。在这种思维框架下，柴嵩岩从 1985 年就开始关注该病的西医研究进展，从历代中医妇科吸取宝贵养分，在临床上仔细观察该病的临床表现、舌苔、脉象，在总结大量病例资料的基础上，得出该病的核心病机为"脾肾阳虚，痰湿结聚血海"，结合自己有关妇科的"肾之四最""妇科三论""五脏皆可致月经病""二阳致病"等学说，总结出"温肾健脾，化湿祛痰，通达气血，化瘀调经"的治法，在临床上取得较好的疗效。在目前国家大力重视发展中医的大好形势下，现将这些经验总结出来，以供同道们参考。

本书分为五章，包括多囊卵巢综合征的中西医认识及个人体悟、柴嵩岩对于多囊卵巢综合征的辨证论治心法、多囊卵巢综合征的常用中药及配伍原则、多囊卵巢综合征的中医调摄原则及柴嵩岩治疗多囊卵巢综合征验案分析。其中第五章共收录了 20 例有效病例，体现了柴嵩岩治疗该病的辨证用药思路和处方风格，对专业读者有借鉴作用。

虽然柴嵩岩对多囊卵巢综合征的中医治疗有一定的心得，但由于该病病因的高度异质性、治疗的高难度性，书中所总结的个人经验反映的仅是这个高度复杂性疾病的某个侧面，仍有许多难点需要全国中医妇科同道一起攻克，本书仅起抛砖引玉作用，也算是一个中医妇科从业者为学科发展贡献的绵薄之力。

本书编委会

2020 年 1 月

目录

第一章

中西医认识及个人体悟

第一节　概　述

多囊卵巢综合征（polycystic ovarian syndrome，PCOS）为目前妇科学界较为复杂的研究热点。据资料显示其发病年龄多为 20 ～ 40 岁，全球发病率为 6% ～ 10%，我国为 7%，是妇女生殖内分泌代谢紊乱的疾病之一。其发病机制、生化改变和临床表现具有高度的异质性。

PCOS 作为一种高度异质性的妇科病，是由多方面病因引起的共同的最终表现。故认为其不是简单、单一的疾病，而是多起因、多临床表现的综合征，从而也肯定了对本病的认识和治疗的疑难之处。在此对高度和异质之说有必要进行进一步理解和体会。

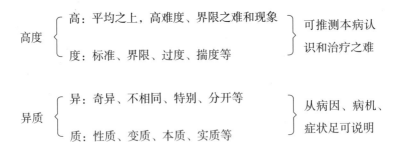

PCOS 确已被业内同道认同为妇科的疑难病症。本书在编写过程中，也确实存在很大难度。除了限于学识水平和写作能力之外，参读中医妇科书籍，亦无 PCOS 之名称，同时其所表现的临床症状又比较分散和多样化。在西医妇科学中已有很完整和规律的相关资料。从 1985 年至今，柴嵩岩均在不断地探索本病的治疗情况，关注其研究进展，实为宝贵经验。故将 PCOS 的病因、病机、治疗及辅助检查方法等知识进行详述，以期为临床实践提供参考。

第二节　西医妇科学对多囊卵巢综合征的认识

一、临床表现

PCOS 的临床表现轻重不一，多发生于 20～40 岁的育龄期女性，最常见的症状是由于排卵障碍所表现的月经失调，如月经稀发、闭经，绝大多数表现为继发性闭经或月经过少，也可能出现功能排卵障碍性异常子宫出血。

1. 不孕

因不孕就诊的患者数量较《妇产科理论与实践》中所记载的 0.6%～4.3% 明显增多，且多为原发性不孕症。这是由于排卵功能障碍所致。

2. 多毛

约半数患者有此现象，多在青春期前后出现。毛发增多、粗而黑，分布呈男性型：毛发分布于上唇、乳房旁和乳晕周围、腹中线、股内侧、肛门周围，以及阴毛呈菱形分布等。因低水平的雄激素刺激与腋毛、阴毛、四肢毛的生长有关，高水平的雄激素刺激与面部、乳周、下腹部等部位的毛发生长有关，而雌激素则使体毛的生长减慢。由此可见，PCOS 患者的多毛现象与其高雄激素血症相关。

3. 痤疮

痤疮是一种慢性毛囊皮脂腺炎症，多见于前额、双颊、胸背、肩部等。最初表现为粉刺，此后可演变为丘疹、脓疮、结节、囊肿、痘痕等。此症之不同程度的表现增加了临床治疗的难度。

4. 棘化皮肤

PCOS 患者常有黑棘皮症（为严重的胰岛素抵抗的皮肤病变），是以皮肤角化过度、色素沉着及乳头瘤样增生为特征的一种皮肤病，表现为颈后、腹股沟及腋下皮肤呈棕色色素沉着，似天鹅绒样，触之柔软。

5. 肥胖

PCOS 患者肥胖原因很多，本症的发病率约为 41%（16%～49%），多在青春期出现，目前对肥胖与 PCOS 相关的临床研究及实验研究很多，从增加对 PCOS 认知的角度看确有很大的意义。当然确切的研究结果尚待总结。从这点也足以看出 PCOS 的疑难性和攻克任务之艰巨性。

二、内分泌异常

1. 雄激素过高

多方面的原因导致 PCOS 患者卵巢合成或分泌雄激素过多，临床表现为月经失调、多毛、肥胖、不育。

2. 促黄体生成素（LH）过度分泌

临床中常常见到 LH 与 FSH 比例失常，即 LH 偏高而 FSH 水平相当于早期卵泡期水平，造成 LH/FSH ≥ 2。

3. 卵巢形态异常

卵巢多卵泡样改变是 PCOS 的重要特征之一。

（1）在腹腔镜下观察卵巢的表面饱满光滑，呈略暗的珍珠色，包膜厚，可见到血管网和囊状的卵泡凸起。

（2）检查：①B 型超声显像：一侧或双侧卵巢内直径 2～9mm 的卵泡数 ≥ 12 个和（或）卵巢容积 ≥ 10mL。②光镜下可见增厚的卵巢被膜，这是由胶原纤维组成的，纤维分布弥漫而均匀。皮质层内初级、次级卵泡间质细胞明显增生，卵泡膜细胞可排列数十层，或出现黄素化现象。部分卵泡呈闭锁状态，内见凋亡的颗粒细胞，卵细胞也可凋亡或消失。

总之，PCOS 作为一种综合征，是由于多种因素诱发的反馈机制异常而出现临床和内分泌的多态性，任何一种因素都不能单独地解释本综合征，这也增加了其临床治疗的难度。

第三节　中医妇科学"遵古学古，参今用今"的思维方法

中医妇科古籍没有PCOS这一病名，但就临床表现方面而言，可以参照古人的相关记载，柴嵩岩从中受到了很多启发，增加了对本病的认知深度。

中医学是我国伟大的文化，随着历史的不断发展，其内容不断充实和完善，诊疗水平也在不断提高。在现代也不能离开西医学方法及理论，以图完善认知并提高临床疗效。这就要略以提出"遵古学古、参今用今"的学习方法，以便进行临床认知和治疗方法的不断归纳。

一、遵古学古

遵从古人之智慧和经验，学习古人留给我们的文化、学风及高尚的品德。医学是动态的科学，随着社会的发展、历史的不断进步，医学认知也在不断充实和改进，以满足人类发展的需求。因此只有认真遵从古人的医学理论，才能理解和运用伟大的学术观点，为现代临证奠定基石。中医古籍是几千年来先人们用智慧和耐力凝结成的。先人们通过不断地探索，寻找出疾病的规律，后代人再认知、再总结而记录理论，逐渐形成伟大的中医学。我们要认真学习和理解，将这门科学和文化运用于临床实践。

二、参今用今

参读西医学的思维方式及专业相关的研究进展，并将其应用于临床，以加深对疾病的认知，是西医学工作者必不可少的技能，不断提高工作能力才能跟上时代改变。今稍做解释和说明。

1. 参今

医学是永远学不尽的，因为历史已经证实，新型疾病的形成是难以预期的，其危害人类的事例不胜枚举。因此，书也是看不尽的。医学工作者们要不断地学习古代医学理论，并要参照西医学的新观点，以及能协助临床诊病并提高疗效的实用方法。尤其是在可能的情况下与中医学的理论及治疗原则相互结合，这实为我们的责任和使命。因此，参学西医学是必修课，也是历史发展所驱。

2. 用今

用今是指需要用西医学理论和多学科的先进理念、数据等，以期提高医生辨识疾病的能力和补充治疗的手段。现代的我们应该视"古今相参"为一种可以提高医疗能力的智慧。

人类的历史是不断充实和发展的，尤其是医学更是一日千里！中医学也随之发展，因为中医学不但是中国的伟大文化，而且是与人类生存、健康和民族繁衍密切相关的一门动态的科学。我们应认真学习古人的医学理论和经验，因其是高深而又宝贵的财富。

"今"就是当下所能应用的在医学领域中的科学知识和方法。这些都应该为提高临床诊疗能力所用，以拓宽医学工作者的科学视野。PCOS 的相关机理、病理、临床表现规律及内分泌指标特点等对本病诊断和治疗方面的支持已经充分说明其必要性，这也是学习和运用科学知识的方向。

多学科的创新成果（如病理学、组织学、各种检测方法及设备）能提高临床工作者对各种疾病的认知，从而也提高了治疗能力和水平。我们人人都受益其中，既提高了全人类的健康水平和生活质量，也延长了平均寿命。人类历史在不断进步，中医学也在不断地被证实其科学性。我们医学工作者既要学习古人留给我们的文化及宝贵的医学知识和经验，也要掌握西医学相关知识，以提高我们的临床工作能力。在此，再次提到这是人类历史发展的需要，我们要尽可能地为中医妇科学总结规律、做好传承，完善妇科学，跟上时代发展。

中医妇科学是基于中医学深厚的理论和实践经验，历经数千年再实践，在中医学理论体系中逐渐形成的一个"独立的学科"。其所依据的辨证、治疗原则仍不离中医学大法。"遵古学古，参今用今"的中心内容是要学古籍中的论述，从症状方面的归纳和认识来理解古人对 PCOS 相关症状的学术观点，获得提示。这让我们清楚地认识到：中医学是经验医学的伟大宝库，它存储了千千万万先人的智慧、心血，是从众多成功案例和失败教训中总结出的宝贵经验。

第四节　历代中医相关论述

在中医古籍中尚无 PCOS 的名称，只能参照临床表现、病因病机、相关临床辨证和治疗过程（指疗效及数据结果），并加以理解和体会，归纳其规律。

一、中医妇科学中女性的生殖生理观点

1. 经本阴血，何脏无之

月经的根本物质是血，血又存在于人体各脏腑。但人在出生后，有生命的继续，却无月经之出现，古人则有其智慧观点和生理认知，可理解为要经过成长和发育。

2. 二七而天癸至，月事以时下

天癸充实，方能促使蕴蓄的血海溢泻经血，依古籍中"以时下"的理解方谓之月经。

［解释］"天癸"：经云"天谓天真之气，癸谓壬癸之水，壬为阳水，癸为阴水……冲为血海，任主胞胎……天真之气降，故曰天癸……不失其期，故名曰月信"。从长期临床工作和反复学习古籍后略做认知："女子待发育到十四岁左右，性生理已有了较为充足的内分泌基础，能鼓动已储备

充实的血海，则有规律的月经出现。"

3. 血海有继之说

王太仆曰"冲为血海……满者以时而溢，谓之信"，又马玄台曰"血海有余，虽曰既行而空"，薛立斋曰"血者，水谷之精气也，和调五脏，洒陈六腑。在男子则化为精，在妇人则上为乳汁，下为月水"。从仅此几句的古人所见，也足以说明先人的整体观，以及在女性月经出现和经血溢泻后血海继续充实的生理现象。

综上所述，我们应该理解月经周期的规律，不能仅考虑到月经生理的单一性。在此基础上再学习病因的多因性，实乃中医学之最高智慧和理念。

二、中医学整体观

1. 月事以时下的"信"与整体观的统一

中医学有"经候如常"之说。李东垣"脾为生化之源，心统诸经之血，心脾不和，月经不调矣"的基本论述，在指导我们认知女性生殖生理及相关规律方面有重要意义。应该重视"月事以时下"与"整体观"的统一。历经数千年的实践证实，中医学中人的整体阴阳相对平衡、脏腑的气机升降、气血功能的协调及天人合一的观念是灵活、动态的科学观念，是生命之基石，是中医学的后学者们学之不尽的宝藏。

2. 从"何脏无之"来理解中医学之整体观

中医学对人体的生理功能和病理变化的认识，以及在疾病的诊断和治疗等方面均有它的独特观点，即把人体内在脏腑、经络等看成一个具有联系的有机整体。相对于自然对人的影响，更加重视内因的作用。

（1）整体观念

人体的各个组织间，在结构上相互联系，功能亦是相互协调、相互为用的，在病理上是相互影响的。但各脏腑均有其各自的生理功能。若功能和联系失调则会表现出临床症状，通过辨证可以给出明确的诊断，继而制订治疗方案。

（2）人与自然的关系

中医学同时提出人与自然的关系，认为人生存在自然中，自然给予人类生存的必要条件，同时自然运动变化又会使人类受到必然的影响，人类适应环境变化的本能是有一定限度的，若发生了生理心理的不适应，则会产生各种疾病，妇女的疾病也不例外。因此 PCOS 的发生，除了内在因素影响，还受环境和社会等外在因素的影响。柴嵩岩认为要理解 PCOS 的病因，还应加强古人对于人和自然关系的辩证理解，这对指导临床实践有重要的现实意义。

（3）女子胞

女子胞与肾及冲任的关系最密切，冲任二脉同起于胞中，二脉气血充实时月经方能正常有"信"，从而具有生殖和养育胞胎的作用。正如《素问·上古天真论》所说："任脉通，太冲脉盛，月事以时下，故有子。"如果肾气虚弱，冲任二脉气血不足，常会出现月经病或不孕等症。此外，若气机郁结，疏泄失职同样导致病症的发生。对 PCOS 的病因病机的认识，在一定程度上应该遵循这些理论。

第五节　多囊卵巢综合征常见症状与医家相关论述

一、月经异常

月经异常包括原发性闭经、继发性闭经、月经稀发、子宫异常出血等。

1. 原发性闭经

"二七而天癸至，任脉通，太冲脉盛，月事以时下"已成为妇科临床对待原发性闭经的常用诊断标准，但 PCOS 患者出现原发性闭经的并不多见，尽管临床实践接触过此类病例并经治疗后生子。今予略举，如有可能，也可扩展为一些临床治疗方面的相关运用。仅以一位 30 岁刘姓患者为例。患者就诊时间为 1985 年前后，至就诊时从无月经来潮，并且已结婚，夫妻生活正常维持，确诊为 PCOS（临床症状、激素水平、B 超所见均符合本病的诊断标准）。经治疗 1 年余，基础体温不下降，显示已妊娠，在惊喜中经西医医院检查确诊为妊娠。在随访过程中，足月顺产一健康男孩，待刘某产后半年、1 年、5 年多次随访，再无月经来潮，实乃临床中少见病例。但也说明运用中医的辨证论治确有治疗生效的病例。因此除了看到中医学之学术深度外，确也给予了我们启示。

2. 继发性闭经

继发性闭经乃是PCOS较为多见的临床表现。在《素问》中已提到"二七而天癸至，任脉通，太冲脉盛，月事以时下"，冲为血海，任主胞胎，二脉流通，经血渐盈，应时而下，不失其期，使血海满盈，方能有月经的出现；亦要有阴血不断再充盈和二脉道的流通，方能称为月信，也就是有规律的月经周期。只有认知中医学的整体观，才能进一步认识闭经的病因病机以辨证论治。现女性闭经的治疗实为"疑难"。

3. 月经稀发

中医妇科学称月经稀发为经行过期，也称月事过期而来。朱丹溪曰"经水过期而来者，血虚也，紫黑有块，血热也，过期淡色者，痰多也"。此处朱氏提出"痰"与经血的关系。薛立斋曰"过期而至，有因脾经血虚，有因肝经血少，有因气虚血弱"。吴本立曰"月事过期而来，其说有二，有血虚者，有血寒者……以脉辨之，若浮大而无力，微濡芤细，皆虚也，沉迟弦紧，皆寒也"。在逐条细读之中，进一步感叹古人之智慧确实令人钦佩不已！又读王太仆"冲为血海，诸经朝会"，这又提出了中医学的整体观。《女科经纶》引马玄台"冲脉为血海……虽曰既行而空，之七日而渐满，如月之盈亏，当知血海之有余，以十二经皆然，非特血海之满也，故使得以行耳"。可见各脏腑之充实而补给血海之不足，方能以时下。

4. 子宫异常出血

《圣济总录》曰"女人以冲任二经为经脉之海……此二经相为表里，主下为月水，若劳伤经脉，则冲任气虚，冲任既虚则不能制其气血，故今月事来而不断也"。又陈良甫曰"妇人月水不断……或因劳损气血而伤冲任……以及邪客于胞内，滞瘀血海故也，若气虚不能摄血，但养阳气，病邪自愈。攻气血，则元气反伤矣"。今引用，意指当冲任充实、血海气盛，即当卵泡发育良好、健康时，不会引起不规则出血，此乃柴嵩岩之体会，仅供参考。若努力攻伐，恐更伤体质，反而影响机体。除及时处理之外，尚需辨清病因，予以治疗，子宫异常出血虽在临床中占比不高，但也应列于考虑之中。

二、肥胖

《实用妇科内分泌学》中说"1079 例 PCOS 患者，临床特征有肥胖的例数为 600，平均发生率约为 41%（16% ～ 49%）"。中医学对肥胖的体态也有独特的观点。如《黄帝内经》"肥贵人"，《金匮要略》"肌肤盛"等现象之提出，也足以看到妇人的明显肥胖已列为病态，今就有关于 PCOS 所见肥胖的相关征象引以提示。

《丹溪心法》曰："妇人年近六十，形肥，奉养膏粱，饮食肥美，中焦不清，浊气流入膀胱，下注白浊，白浊而湿痰也。"此文中之理解应着重体形肥胖，下注白浊。可见古人在治疗个案中已经意识到浊与湿邪的致病和病态表现。女人下注的带下量多，见不洁而混浊不净，称之为湿痰之证。《丹溪心法》中又读及"痰者，病名也。人之一身，气血清顺，则津液流通，何痰之有？惟夫气血浊逆，则津液不清，熏蒸成聚而变为痰焉……痰之本水也，原于肾"，主要是指肾具有调节体内水液平衡的作用，实为其气化功能，但更应发挥开阖有度之正常生理功能。

《医林纂要》曰"湿余为痰"。对"余"的解释，乃是剩余、多出来，仍是盛多的湿邪结聚成痰之意。再从"湿"的方面来理解，要考虑到脾的运化功能，要认知其特有的"升清"和"输布"功能。脾气健运，水液代谢有序，则水湿之邪无以聚结。

《傅青主女科》曰："妇人有身体肥胖，痰涎甚多，不能受孕者，人以为气虚之故，谁知是湿盛之故乎。夫湿从下受，乃言外邪之湿也。而肥胖之湿，实非外邪，乃脾土之内病也。然脾土既病，不能分化水谷以养四肢，宜其身躯瘦弱，何以能肥胖乎？不知湿盛者多肥胖，肥胖者多气虚，气虚者多痰涎，外似健壮而内实虚损也。内虚则气必衰，气衰则不能行水，而湿停于肠胃之间，不能化精而化涎矣。夫脾本湿土，又因痰多，愈加其湿。脾不能受，必浸润于胞胎，日积月累，则胞胎竟变为汪洋之水窟矣。且肥胖之妇，内肉必满，遮隔子宫，不能受精……又何能成妊哉。治法必须以泄水化痰为主……阳气充足，自能摄精，湿邪散除，自可受种。何肥胖不孕之足虑乎！"从上文中理解到湿邪重则成痰，阳不足则湿聚，如予以助阳而能气化，湿邪与痰湿自然得愈，此实乃治湿之至理。《傅青主女科》中又提到："治法必须以泄水化痰为主，然徒泄水化痰而不急补脾胃之气，则阳气不旺，湿痰不去，人先病矣。"此文确已指导我们在临床用药时应该遵循的原则，即对湿痰的治疗要考虑脾的运化功能。

三、痤疮

痤疮是一种皮脂腺炎症，它的发生与皮脂腺分泌过剩有关，其他因素如皮肤中的游离脂肪酸过高，亚油酸过低，使毛囊漏斗部角化过强，角质酸不易脱落，痤疮短棒菌苗感染等也与痤疮发病有关。

痤疮在 PCOS 的症状中发病率约为 60%，发病部位多见于面部，如前额、双颊、下颌，也有分布于肩、胸背部，初起时常为粉刺，逐渐演变成丘疹、脓疱、结节、囊肿、瘢痕。病轻度者为丘疹状，数目 ≤ 20 个，无囊性结节样变。中度者为丘疹样变，数目 > 20 个且有囊性结节样变。重度者为面部出现大量囊性结节样痤疮。

中医古籍对本病早有记载，《素问·生气通天论》云"汗出见湿，乃生痤痱"，"劳汗当风，寒薄为皶，郁乃痤"。《诸病源候论》称其为"面疮"，《外科大成》称其为"酒刺"，《医宗金鉴》则直称其为"粉刺"。在《外科症状鉴别诊断学》中又将其病因、症状做了很清楚的解释和说明。患 PCOS 与痤疮发生的关系却没有较为接近的论述，但提出了湿毒血瘀的发生多因素体蕴湿，郁于肌肤，复感外界毒邪，而致湿毒凝聚，阻滞经络，气血不和，而生痤疮。治以除湿解毒，活血化瘀为法。这在一定程度上对痤疮的治疗给予了理论支持。

四、多毛

在胚胎 6 周时已形成毛囊，个体毛囊的总数在胚胎时期已成定局，出生后不再增加。同一族男女之间毛囊密度也无差异，但不同人种毛囊的密度差别很大。

出生后长出的体毛性状似胎毛，称之为毳毛。青春期后身体的某些区域的毳毛增生、变粗变硬、着深色，称之为终毛。《中华妇产科学》中有"雌激素使体毛生长缓慢"，"低水平的雄激素刺激与腋毛、阴毛、四肢毛的生长有关"，"高浓度的雄激素与面部、乳周、下腹部等处的毛的生长有关"的论述。

PCOS 的多毛与高雄激素有关，PCOS 患者中多毛发生率约为 7%，多分布在唇上、下颌、乳晕周围、脐下区中线、耻骨上、大腿根部等处。多毛只反映过去雄激素的作用，并不代表取血时雄激素水平。这点对从事临床工作的医生启示很大。所以，参考患者既往检验结果更可加深对病症特征的了解。

中医古籍中尚无多囊卵巢综合征的病名，尚缺乏对多毛一症治疗的确切记载。其相关的认知和规律尚待归纳和总结。此外，对 PCOS 多毛症状中医治疗方面的经验，在现阶段仅为零散的案例。因此还应该从古籍中学习和寻求启发。如"肾藏精"，今仅从生殖生理与临床症状相互融合来认识和领悟本病症。《金匮要略》曰"夫精者，身之本也"，《灵枢·经脉》曰"人始生，先生精"，《素问·上古天真论》曰"肾脏能受五脏六腑之精而藏之"。肾能化气，肾精所化之气称为"肾气"。肾的精气盛衰关系到人的生殖和生长发育。从幼年开始，肾的精气逐渐充盛，则有"齿更发长"的发育现象。肾气的衰退期有"发脱齿松"的现象。对 PCOS 的多毛也可以从"后天之精不断供养先天"的脾肾各自所占的位置来认识。从"脾的升清运化"功能的生理承受力来考虑本病，如摄入饮食之精微和浊物，脾气不足而出现蓄积或难以布散全身，其中包括四肢百骸及皮毛。

《中华妇产科学》中记载着"多毛的程度与血雄激素升高的程度并不平行"。①不同个体毛囊中 5α 还原酶及 3α 酮还原酶的活性不同，影响雄激素对毛囊的刺激强度，也对雄激素有不同的对抗作用。②毛囊对雄激素的反应性还取决于雄激素受体的量与功能。③临床上多毛程度只反映过去雄激素作用。多毛是由于体内雄激素过多或毛囊对雄激素反应过强所致，目前的治疗方法起效还很慢，尚不令人满意。

五、黑棘皮症

黑棘皮症又称为黑色角化病，是一种少见的角化性皮肤病，以皱褶部位的皮肤色素沉着、粗糙、角化过度及绒疣、乳状疣或疣状增生为临床特征。

在 PCOS 患者中，常见到轻重不等的黑棘皮症，指在颈后、腋下、外阴、腹股沟等皮肤皱褶处，出现灰棕色，天鹅绒样，甚至疣状皮肤改变，是角化过度的病变，皮肤颜色加深。组织切片可见表皮增厚。西医学认为黑棘皮症是严重胰岛素抵抗、严重高胰岛素血症的一种皮肤变化，常因胰岛素受体缺陷或存在胰岛素受体抗体引起。现已知 PCOS 肥胖患者约 75% 有高胰岛素血症。

中医学中尚未见到与本病相应的记载。临床中部分 PCOS 患者确见皮肤粗糙，看不到女子皮肤的润泽、细腻的青春状态。在临床中除参照黑棘皮症属内分泌紊乱性疾病的论述外，中医学认为其归属于肌肤甲错的范畴。皮肤之变化实为痰湿凝聚，气郁血滞所导致的皮肤失养。从肌肤甲错的概念来理解黑棘皮症不够全面和深入。《金匮要略》有肌肤甲错之名。再谈皮肤颜色呈褐色改变，时有黑斑，色深而浓者，多数中医书籍认为主要病机是气滞、血瘀。血瘀阻络，气行不畅又可导致血瘀，在皮肤可呈色斑。然而 PCOS 所见黑斑及皮肤粗糙等现象是否为本病的专属表现，尚待在临床中继续探索。

综上所述，从临床方面对 PCOS 常见症状、病机特点等进行了归纳，但仍有一定的局限性，继续学习、总结、探索是必不可少的，足以看出 PCOS 的疑难之处。

第二章

辨证论治心法

第一节　多囊卵巢综合征辨证论治的基本原则

一、辨证

辨证就是将四诊所收集的相关疾病的各种现象和体征加以综合、概括和分析，判断为某种证候的过程。

PCOS 的临床所见之症状，经过归纳，称之为"证候"。因症状乃是疾病表现在机体上的常见的现象，因此，"症"不如"证候"反映全面，证候是对 PCOS 病因、部位、性质的判断和本质的追寻。中医在治疗疾病方面，基本都是从证候入手的，证候能够体现客观性和全面性，因为在认识证候的同时也排除了一些具有相似病状的疾病。

二、论治

1. 论

论是分析，说明事理，议论，讨论，辩论，立论之意。从中医学的学术特点来学习和理解，论首先要对证候进行分析，讨论用中医学的理论进行评定，再拟治疗原则。

2. 治

治是指治理，医治，整理。其内涵是在治疗疾病方面，在针对 PCOS 的临床主要所见症状时，将辨证、药性等多个角度进行融合、整理，对机体进行医治和调节，将病态恢复至常态。实乃以中医学特有的方法调节阴阳平衡而达到治疗疾病之目的。

3. 治则

治则即治疗疾病之法则，是在整体观念和辨证论治基础上制定的治疗法则，具有普遍指导意义。但由于 PCOS 之症状、证候具有高度异质性，只能在复杂的综合症状中，在抓住其主要病因、病机的前提下，制订出主方，再随症及月经情况予以调整。以期进一步地体现中医妇科学优势和提高临床工作者的诊疗水平，并积累相关经验。

4. 运用整体观认知 PCOS 的治疗理念

整体观是指中医学非常重视人体本身的统一性、完整性及与自然的相互关系。但在几十年的临床实践中，柴嵩岩除体会到人体脏腑之间相生相克、相互协调平衡之生理关系外，还体会到季节、气候、生活习惯、六淫等因素对不同个体发生气血、阴阳失调或气机升降失常的影响。近年来，古人曾提出的劳逸、情志、饮食问题所引发的妇科疾病尤为突出。

（1）劳逸

正常劳动不会致病，只有过劳或过逸才能成为致病因素。

①逸：超过一般安闲、超逸等，可见此字实指久坐、久卧、无适当劳动、避世隐居、安闲、纳福等闲散恶劳之人。因常可导致体肥、气血不畅而激发妇女病。如肥胖闭经、不孕等。PCOS 多见此因。

②劳：《素问·举痛论》说"劳则气耗"，劳力过度则气耗，可见少气

力衰，四肢困倦，精神疲惫。思虑过度、性生活不节均可引起阴血暗耗，在女子可发妇科病。近年来出现的用眼过度、失眠、熬夜等同属暗耗阴血。过度用脑及生活不规律均可导致肾精受损，足可见过劳之害矣。

（2）饮食无度

饮食和劳动是人类赖以生存、保持健康的必要条件，而饮食失宜又是导致疾病发生的重要原因之一，如饮食不洁、饥饱失常、饮食偏嗜。对于 PCOS 的发病，常与患者幼年或青少年时期过分补益肥甘有明显的关系。在 PCOS 肥胖患者的病史中尤不鲜见。若饥饱失常，如《素问·痹论》曰："饮食自倍，肠胃乃伤。"过饥摄食不足，生化乏源，久之衰而得病。目前临床中已经看到过度节食减肥者明显易出现月经病。

第二节　多囊卵巢综合征的中医诊法心得

诊法是诊查疾病的方法，包括望、闻、问、切四个内容，又称为"四诊"。临床中"四诊合参"才能全面系统地了解病情，做出正确的判断。中医的诊法，是在长期的医疗实践中逐渐形成和发展并总结出的宝贵经验。随着历史的进展，在实践中融合运用西医学，提高了诊断能力。

一、望诊

望诊是对患者的神色、形态、舌象等进行有目的观察。对 PCOS 患者主要观察形态（身材是否匀称、是否有明显的肥胖）、皮肤细腻情况及毛发生长和分布状态。当然面部的痤疮及有无棘皮症等均为需要观察的项目。对于 PCOS 患者的毛发分布，以乳晕周围、腹中线及胡须是否明显为观察的主要内容。

望舌象是望诊常用方法之一，望舌又称舌诊，是中医诊断疾病的重要依据之一。本书在诊断与治疗立法方面尤重舌诊，当在辨证时做重点解释。

舌诊主要观察舌形、舌质、舌色、舌苔，综合主症、脉象，可给予临床工作者很大的指导。通过观察 PCOS 患者的舌象表现得出了一定规律，这对于运用中医妇科治疗 PCOS 给予了莫大支持。

1. 舌与脏腑的关系

舌为心之苗，又为脾之外候。由于舌通过经络直接或间接地联系许多脏腑，所以脏腑精气可上营于舌，脏腑的病变可从舌象变化中反映，这就是望舌可发现内脏病理改变的依据。在长期的临床实践中，柴嵩岩对于PCOS 一病的舌象总结出了规律并进行了分析和归纳，取得了一定的经验。

2. 望舌

历代医家对舌质的诊断是十分重视的。柴嵩岩通过观察 PCOS 患者舌象及其变化，在辨证和立法用药方面受益匪浅，在临床疗效方面收获颇丰，受到了极大的鼓舞。当然对其他妇科疾病的诊疗同样离不开观察舌象。更进一步而言，舌诊在妇科临床中可帮助明确疾病性质，提高疾病的认知深度。同时，西医学已明确的疾病机理和科学的辅助检查方法常能为中医学理论提供指导，参照西医学的实验研究可提高临床疗效，帮助制订更为准确的治疗方案。

柴嵩岩在临床实践中充分理解到中医学的宝贵经验是永不衰竭的。如在 20 世纪 60 年代末，有一南方患者曾在妊娠中出现先兆流产的症状且并未予重视，导致自然流产。自然流产过后，此患者出现月经停闭 3 个多月。继而超剂量口服黄体酮治疗，停药 2 个月未见月经来潮，B 超提示子宫内膜增厚。来诊时，见患者舌根处舌苔有红豆大小的明显剥脱。当时考虑舌根为肾与下焦所属部位，今见明显孤立的缺苔，实乃正邪斗争互为消长的表现，患者既往经黄体酮不利治疗，为实邪内攻，痰浊未化，实则内阴已大伤。以化浊通利，养血消瘀为法，佐以补肾阳助气化，以期益正气除瘀邪。以当归、益母草、川芎、茜草、太子参、淫羊藿为主方，药后 2 日经血来潮。可见中医学思维和舌象在辨证方面的意义。

舌苔是胃气上蒸而生。PCOS 患者舌苔多为薄白苔偏湿滑，但因其临床症状多异，舌苔亦多变。在治疗中还要考虑季节、饮食、二便的情况。因 PCOS 病程长，见效慢，故舌苔易生变，但实际在临床中应先以治疗新病为主，勿引邪深入而增加疾病的复杂性。

二、闻诊

PCOS 乃慢性病，多发于青、中年女性，基本闻不到身体散发的异样气味。但却常常可以听到患者在叙述病情时，其音色粗哑，出现与女性本身及所处年龄阶段所发声音不协调的现象。当然，已知这些与体内雄激素水平有明显关系，从另一个侧面给予临床医生提示。

三、切诊

现仅就 PCOS 患者的脉象显示规律加以叙述，此乃柴嵩岩在临床工作中观察和感受到 PCOS 患者所呈脉象之共性。无论是阴虚、阳虚还是湿阻，PCOS 患者均表现为脉沉细滑而无力（较微弱），并观察到与体形的胖瘦无明显相关性。这种微弱无力的脉象可加深临床医生对消滞、祛痰湿、助气化的治疗思路的理解。

1. 沉脉
轻取不显，重按始得，特点是脉象部位深，提示病邪在里，气血内困，脉气难以鼓动，故见脉沉而无力。

2. 细脉
脉来无力，如线状，但应指明显，细为气血两虚所致，又主湿病。

3. 滑脉

往来流利，指下有一种圆滑感，又《濒湖脉学白话解》曰"滑脉为阳气衰，疾生百病食生痰"，痰饮、食积等实邪壅盛为主因。

4. 弦脉

端直以长，如按琴弦，多见弦细或弦紧而细，实可理解为虚劳内伤，中气不足，痰、食、湿邪内侵壅滞。PCOS 患者可见此类脉象。

5. 细、滑、数三种脉象

细、滑、数三种脉象常见于 PCOS 淋沥出血者，且不易恢复。

以上仅选择了几种脉象进行简单说明，因为临床遇到的 PCOS 患者，无论病程、年龄、体形、症状、激素水平的差异多大，在脉象方面多表现为上述几种脉象，故供参考。

第三节　多囊卵巢综合征的辨证论治心得

一、辨证

　　PCOS 的主症为月经异常、肥胖、痤疮、高雄激素症状。近年来，在认识 PCOS 时，学习现代科学的重要知识内容，运用相关的临床检查和内分泌检查，是临床医生必须掌握的。综合各种辅助检查是确诊本病和指导治疗的依据，实是历史的进步，也是科学的发展，是中医妇科学跟进时代的体现。根据四诊取得的症状、体征等临床资料，结合西医学检查，综合分析辨认 PCOS 的证候。

二、论治

　　论治是针对证候采取相应的治疗手段和方法，只有在正确辨证的同时，采取恰当的治疗方法，才能取得预期的效果。也可以说是从各种证候的特性中概括出来的共性治则，乃是从复杂多变的疾病现象中，抓住病变的本质。依据"治病必求其本"的法则，通过对 PCOS 的临床主症和相关检查结果的分析判断，运用四诊所见进行辨证论治，而后制订治疗方案。采取扶正祛邪，调整阴阳，以及结合发病状态和病变的个体情况，顺应月经状况进行治疗。

在临床实践中，对于治标与治本，PCOS 病位在卵巢，但在有些阶段又要顾虑到其突出的症状表现，因此要考虑到标与本乃是一个相对的概念而灵活运用。

三、运用中医学方法认识多囊卵巢综合征

PCOS 的临床表现呈多态性，因其病理变化涉及范围广，致使诊断和治疗复杂化。柴嵩岩在数十年的临床实践中，从大量月经不调、体形肥胖及闭经案例中，逐渐看到了规律和临床疗效。再深入学习 PCOS 的西医检查，并相互参照，已经看到在中医领域中有了对 PCOS 的辨证和治疗的明确认识，并取得疗效。

望诊运用比较广泛，如患者神色变化、行动变化都会引起临床医生的关注。在叙述 PCOS 患者的与诊断有关的一些主要症状时，同样是根据常见的主要望诊所见内容加以分析并提出其规律性和参照性。

1. 望体形皮肤

PCOS 患者多数伴有肥胖、痤疮、多毛（明显的胡须、毳毛等）及颈部出现棘状皮肤等，本书所见乃为 PCOS 临床症状中的主要皮肤和体形特征，因此再次结合讨论。

皮肤居一身之表，也为机体的屏障。《灵枢·邪气脏腑病形》曰："十二经脉，三百六十五络，其血气皆上于面而走空窍。"面部血脉丰富，通过其皮肤之颜色、粗糙细腻程度、光泽等可以看到患者体内气血盛衰，PCOS 的病位病性，卵巢的病变程度，疾病的进展，甚至治疗之难易程度和愈后的状况等。

田某，患 PCOS，治疗前颈部出现棘状皮肤（彩图 2-3-1），治疗后现

妊娠 3 个月之状态，随访得知其产 1 健康男孩。

从本病例疗效看，只能说明对该患者的治疗在临床有效并已生育，但从体形方面尚不能说完全满意，今只就望诊说及其体形及皮肤之病态耳。

多毛也是 PCOS 患者多见的皮肤表现，由于多毛部位不同，辨证论治也不同。今只举 1 例重度多毛病例。

赵某，17 岁，女，初潮 13 岁，近 4 年完全闭经，经确诊为 PCOS 闭经，四肢多毛突显，毛色偏棕黑色，根粗壮（彩图 2-3-2）。自诉服药后四肢毛发自行脱落，每晨需扫床，因很多毛发散落于床上。后患者并未继续就诊，随访知时有不规则阴道出血，10 余年后结婚，发现淋沥出血就诊于北京协和医院，诊断为子宫内膜癌。

痤疮又叫"暗疮""粉刺"，是一种慢性毛囊皮脂腺炎症，多见于面部，属于中医的面疮、酒刺范畴。临床已有明确的评分标准。《中医外科学》中认为"粉刺"的病机是素体阳热偏盛，加上青春期生机旺盛，或因过食辛辣肥甘滞品，肺胃积热，血随热行，或久蕴不解，气血郁滞，化湿生痰，痰瘀互结乃发斯病。PCOS 痤疮可以借鉴这一发病机制，但 PCOS 所发的痤疮尤为复杂，尚待深入探索。

2. 舌诊

舌诊是望诊的重要组成部分，已有悠久的历史，在医疗实践中不断发展，已积累了丰富经验，形成了较为系统的理论体系。柴嵩岩在数十年的中医妇科临床工作中确是认识和体会到这一点。结合舌象的规律，在分阶段地总结 PCOS 病例和治疗过程中，给予了我们在学习辨证和认知病机、治疗等方面不可或缺的帮助，使我们能够在本病的治疗方面取得很满意的临床效果。这种经验也是柴嵩岩自 20 世纪 60 年代以来在近百万妇女患者身上看到的临床现象中总结而来。由于舌象的形色不同，在临床辨证方面，实存在极大的学术价值，柴嵩岩也一直遵循这个方法并应用之。

①望舌之总象:《诊家直诀》说:"凡查舌须分舌苔、舌质。"今在治疗 PCOS 过程中,明显看到,患 PCOS 的患者舌体基本呈现舌淡,质嫩,或有齿痕,如见色暗也多为嫩质之象,可见患 PCOS 者已有脾胃阳虚,血海受到湿邪侵扰。

②望舌苔:舌苔乃胃气上蒸而生,平人之苔为薄白苔,干湿适度,不滑不燥,是胃气正常的表现。而病苔是胃气挟邪气上蒸而成,因五脏皆禀气于胃,故可借以诊查寒热虚实,PCOS 患者的舌苔多见滑腻之象。

③舌质与舌苔的关系:在 PCOS 的诊治过程中看到,舌苔变化明显,可以直观看出本病的复杂性,而舌质、舌色改变的过程较为缓慢。

3. 脉诊

诊脉主要是体查脉象,乃是脉动应指的形象,通过所察脉象的变化以辨别病证性质及正邪盛衰的情况,从而结合临床所见,综合分析以制订治疗方案,脉象对很多疾病具有提示意义。无论患者在体形、月经情况上差异多大,PCOS 患者的脉象基本均为沉细滑,月经先期或淋沥不净者除有稍数象之外,其余患者均为沉细滑无力之脉象,与舌象嫩淡之状况相参照,应该说是"一致"的"内虚"之体。

此时 PCOS 患者疾病表现反映在脉象的变化称为病脉,我们认为其病脉是有参照价值的,因为有明显的规律性,同时在治疗过程中,随着病情的好转,其脉可见较为有力的滑象。

观察脉象时,除按照规律和经验之外,还要考虑个体的情况,遵守中医学整体观的基本原则,此外还需因人制宜,如此方能取得满意的临床疗效。

今针对高度异质性多囊卵巢综合征这一疑难、常见且复杂的妇女内分泌疾病,虽然古籍中找不到此病明确对应的名称,但在理论与临床表现方面却给我们留下了宝贵的学术观念和辨证论治法则。在多部古籍中均可看到较为明确的 PCOS 的症状和治法，因此，通过对古籍的学习，获得知识和启发，再运用到临床中，则可以在临床治疗中取得较为理想的疗效。

四、"辨证求因""审因论治"

病因是导致疾病发生的原因，病因是多种多样的，其中如六淫、七情、饮食、劳逸等在一定条件下都能使人发生疾病。前人曾对病因做过归类，如《黄帝内经》将其分为阴阳类，《素问·调经论》曰："夫邪之生也，或生于阴，或生于阳，其生于阳者，得之风雨寒暑，其生于阴者，得于饮食居处。"《金匮要略》指出疾病的发生有三个途径：一者，经络受邪，入脏腑，为内所因也；二者，四肢九窍，血脉相传，壅塞不通，归为皮肤所中也；三者，房事，刀刃，虫兽所伤。宋代陈无择引申《金匮要略》"千般灾难不越三条之意"而提出了"三因学说"，六淫邪气所触为外因，五脏情志所伤为内因，饮食劳倦、跌仆、金刃及虫兽所伤等为不内外因。

中医学认为临床上没有无原因的证候，证候都是在某种原因的影响和作用下所产生的一种病态反应。因此，中医学认为病因，除可能作为致病因素的客观条件外，主要是以病证的临床表现为依据，也就是通过分析疾病的症状、体征来推求病因，从而提出治疗用药的根据，这种方法称为"辨证求因""审因论治"。今就 PCOS 病因与病证可能的相关性，略谈些认知和体会。

湿有外湿与内湿之分。外湿多由于气候潮湿、涉水淋雨、居处潮湿等湿邪侵袭人体所致。内湿多由脾失健运，水湿停聚而生，湿邪内困，不能健运，而脾阳虚损，水湿不化，则湿从内生。脾主运化升清，统摄血海，此功能只有依赖脾气的作用，健运方能旺盛。

湿性重浊、湿性留滞则阳气不布，即湿性黏滞，故致使其病程较长，实为其秽浊、黏滞、稠厚之性的结果；由于人体脾运水湿之不足，或水液在体内循环及气化、运转、排泄过程遇阻，水液不能正常滋养机体，反异常聚集，今 PCOS 患者就是深受其害，水湿结聚之浊集聚胞宫成为致病之邪而成顽疾，也就是秽浊黏滞、凝聚的病理状态。

又因湿乃为阴邪，耗损阳气，阻遏气机，使气机升降失调，更易使经络不畅。若此湿邪滞留不去，可见血海之气血运化失常，然能得到脾之运化及肾阳之温煦则可愈矣。

PCOS 患者 B 超所见之卵巢增大，内见多个小卵泡，实为内环境滞黏而卵泡得不到温养及发育，如果此湿邪存蓄日久，卵泡之发育更受阻遏，月经之规律性实无从谈及。继而卵泡发育不健康，随之就是相关症状出现，这也是可以从临床中看见的。PCOS 的病因，从中医学的认知和我们临床所见看，为血海受痰湿、阴邪阻遏，阳气亏虚，血海运化无力而发。

五、具体论治

1. 辨证

PCOS 证属：脾虚失运，水湿内蓄，肾阳温化无力，阴邪至深。湿浊滞，痰阻脉之气，瘀秽黏厚阻脉之血。

2. 治则

温肾健脾，通达气血，化瘀调经。

3. 方药

高度异质性的 PCOS 临床实难列出全面方药，今只能从中医学的病因病机及临床表现出发来列举一多发证型的组方，同时在主方的基础之上再根据常见之兼症予以加减，以体现中医学辨证施治之理论原则。

方药一：

杜　仲 10g　　　白　术 10g　　　桂　枝 3g　　　郁　金 5g

当　归 10g　　　茜　草 10g　　　川　芎 5g　　　车前子 10g^{（包煎）}

续　断 12g　　　菟丝子 15g

水煎服，早晚各 1 次。

方解：君：杜仲，白术。

　　　臣：当归，茜草，郁金，川芎。

　　　佐：续断，菟丝子，车前子。

　　　使：桂枝。

说明：血海被湿邪浸淫，脾肾无力除湿化浊。今方中之君药杜仲性味甘温，补肝肾，强筋骨，性沉而降，取其走下之性，又取白术除湿补脾，温中补阳之力，两者共奏温肾健脾，则阴湿得化，先后天之气得补，血海气机之平衡得以维护。

当归，具有和血行经之功，且性味甘辛苦温，今首用其温是图以除客血内塞，破恶血，养新血，治血海内阴浊凝滞，更为其具有辛香善行之优势。

茜草，性味苦寒，入肝经，李时珍曰："专于行血活血。"茜草性质不腻不黏，对于湿浊结聚的 PCOS 患者用茜草，拟其活血化瘀时，不会产生阻遏现象。

川芎，性味辛温，具活血行气之功，用药广泛，本方实指用其"下行血海"之说，《本草纲目》记载："燥温……行气开郁。"今方中将川芎定位臣药，乃用其下行之性，引诸药共达血海，消除瘀滞，助调经之力。

郁金，性味辛苦寒，归肝、心、肺经，具利气行血之功。郁金本属血分之气药，常用于冷气结聚之症，并能破恶血，故定为臣药。

4. PCOS 临床多见症状的治疗

（1）面部痤疮

方药一中去除车前子，因其滑利，加入蒲公英、莲子心服之。

（2）肥胖

方药一中加入浙贝母、桑枝、冬瓜皮以助气化除湿之力。

（3）多毛

方药一中桂枝用至 10g，再加入生甘草、桑枝。

（4）淋沥出血日久不净

PCOS 淋沥出血，日久不净临床治疗确实较难，只能组方药二以供参考。待血净后，可在方药一中加入覆盆子、侧柏炭，应去车前子，并在治疗中观察之。

方药二：

生牡蛎 15g　　大　蓟 15g　　小　蓟 15g　　白　芍 10g

生黄芪 12g　　寒水石 5g　　茅　根 12g　　金银花 10g

益母草 10g

若 7 ～ 10 剂效不佳者应考虑改用方药。

5. 饮食宜忌

（1）忌食

忌生冷、黏腻、过甜之品，如螃蟹、无鳞鱼、红枣。

（2）宜食

宜小米、冬瓜、土豆、瘦肉类、桃仁、红豆、黑豆、黑米、核桃等。

第四节 多囊卵巢综合征的典型舌象图例

案一 张某，26岁。初诊日期：2018年10月30日。

月经史：13岁初潮，7天/（30～60天），量中，色红，血块（–），痛经（–）。末前次月经：2018年10月3日，带经15天（口服达英–35后），末次月经：2018年11月23日，带经7天。

婚育史：结婚1年半，孕0产0。

舌：嫩暗，苔剥（彩图2-4-1）。脉：左脉沉滑稍数，右脉沉细。

辅助检查：

2018年9月7日查女性激素：FSH 6.64IU/L，LH 2.89IU/L，E_2 113.62pmol/L，T 1.94nmol/L。（口服3个月达英–35）。

2018年6月4日查女性激素：FSH 9.71IU/L，LH 25.28IU/L，E_2 391.92pmol/L，T 4.16nmol/L，PRL 161.54mIU/L。（停达英–35有3个月）。

2017年7月25日查B超：子宫4.8cm×3.9cm×3.0cm，内膜0.6cm，左卵巢：2.8cm×1.3cm，右卵巢2.6cm×2.8cm。

案二 傅某，30岁。初诊日期：2018年10月30日。

月经史：12岁初潮，（6～7）天/35天，量中，色红。2016年6月因情绪抑郁出现月经淋沥不净，后于医院门诊口服中药，月经周期后错7天左右，并伴有经量减少，末次月经：2018年10月25日，带经5天。

婚育史：未婚。

舌：淡暗，苔白腻（彩图2-4-2）。脉：细滑。

辅助检查：

2018年3月30日查女性激素：FSH 7.23IU/L，LH 10.03IU/L，E₂ 153.30pmol/L，T 2.36nmol/L，PRL 1341.96mIU/L。

2016年9月1日查B超：子宫5.3cm×3.8cm×2.7cm，内膜0.9cm（双层），双附件大小、形态、位置未见明显异常，内均可见多于10枚小囊泡，较大者位于右侧卵巢，直径＜0.9cm。

案三 吴某，18岁。初诊日期：2016年11月19日。

月经史：13岁初潮，7天/（10～20）天，14岁开始额部出现痤疮。半年前开始出现月经淋沥，（7～20）天/（15～30）天，末次月经：2016年10月10日，带经20天。

舌：肥淡（彩图2-4-3）。脉：沉。

辅助检查：

2018年6月6日查B超：子宫3.8cm×2.8cm，内膜0.7cm，左卵巢3.2cm×2.0cm，右卵巢2.8cm×1.8cm，左卵巢内可见一无回声，大小为1.9cm×1.3cm。

2017年7月27日查女性激素：FSH 5.11IU/L，LH 5.1IU/L，E₂ 124.79pmol/L，T 1.56nmol/L。

2017年2月13日查女性激素：FSH 5.99IU/L，LH 18.8IU/L，E₂ 293.60pmol/L，T 2.43nmol/L。

案四 杨某，28岁。初诊日期：2018年11月6日。

月经史：末次月经：2018年10月17日，带经6天。

婚育史：未婚。

舌：嫩，苔少（彩图 2-4-4）。脉：细滑。

辅助检查：

2018 年 3 月 27 日查女性激素：FSH 5.21IU/L，LH 8.67IU/L，E$_2$ 763.69pmol/L，T 240.37nmol/L，P 3.47nmol/L，PRL 4700.25mIU/L。

2018 年 3 月 27 日查 B 超：子宫 4.9cm×4.1cm×6cm，内膜 1.5cm，左卵巢：长径 4.3cm，右卵巢：长径 3.6cm，双卵巢多囊样改变，单切面可见 13 ～ 15 个卵泡，较大直径 0.6cm。

案五 杨某，28 岁。初诊日期：2018 年 11 月 6 日。

月经史：15 岁初潮，（3 ～ 5）天 /（2 ～ 4）个月，量中，末前次月经：2018 年 7 月 7 日。末次月经：2018 年 10 月 3 日。10 月 5 日至 10 月 10 日量多，10 月 14 日干净。

婚育史：结婚半年，孕 1 产 0，1 次生化妊娠史。

舌：淡，苔干（彩图 2-4-5）。脉：细滑。

辅助检查：

2018 年 9 月 4 日查女性激素：FSH 7.58IU/L，LH 17.7IU/L，E$_2$ 189.26pmol/L，T 345.61nmol/L，P 0.82nmol/L，PRL 176.38mIU/L。

2018 年 8 月 21 日查 B 超：子宫 6.1cm×4.5cm×4.0cm，内膜 0.8cm，左卵巢：3.9cm×2.4cm，内见多个卵泡，最大直径 0.8cm，右卵巢：3.9cm×2.4cm，内见多个卵泡，最大直径 0.9cm。

案六 韩某，30 岁。初诊日期：2018 年 10 月 30 日。

月经史：14 岁初潮，（4 ～ 7）天 /（1 ～ 4）个月，量中，色红，血块（－），痛经（－）。末次月经：2018 年 10 月 18 日，带经 5 天，量多。

婚育史：结婚1年多，孕2产0，2017年4月生化妊娠1次，2018年7月因胚胎发育不良行清宫术。

舌：舌淡暗，苔薄白（彩图2-4-6）。脉：细滑。

辅助检查：

2018年5月25日查女性激素：FSH 7.43IU/L，LH 28.35IU/L，E_2 568.37pmol/L，T 1.21nmol/L，PRL 196.10mIU/L，P 1.99nmol/L。

2018年4月18日查B超：子宫5.1cm×4.5cm×3.0cm，内膜0.4cm，左卵巢：3.4cm×1.7cm，右卵巢：3.1cm×1.7cm，卵泡13～15个。

案七 吕某，32岁。初诊日期：2018年12月25日。

月经史：13岁初潮，5天/（1～6）个月，量时多时少。末前次月经：2017年。末次月经：2018年9月21日，带经5天，量中。

婚育史：结婚2年多，孕0产0。

舌：嫩暗，有齿痕，苔黄薄干（彩图2-4-7）。脉：细滑。

辅助检查：

2018年12月23日查女性激素：FSH 6.80IU/L，LH 1558IU/L，E_2 198.91pmol/L，P 0.41nmol/L，PRL 154.33mIU/L，T 1.63nmol/L，AMH 9.71ng/mL。

2018年12月23日查B超：子宫4.6cm×3.8cm×4.4cm，内膜0.96cm，双卵巢大小：右3.7cm×2.0cm，左2.7cm×2.1cm，最大切面内可见12个以上圆形囊泡样回声，最大直径0.7cm。

案八 宗某，21岁。初诊日期：2012年12月10日。

主诉：阴道不规则出血8年多。

月经史：14岁初潮，月经30+天/（2～3）月，需服避孕药止血，体毛重，BBT 单相，末次月经:2012 年 11 月 25 日，行经 7 日，末前次月经：2011 年 5 月，带经 1 个月。

舌：体瘦质暗，苔黄薄根厚（彩图 2-4-8）。脉：细滑数。

辅助检查：

2011 年 1 月 19 日查女性激素：FSH 6.68IU/L，LH 8.22IU/L，E_2 194.51 pmol/L，T 5.48nmol/L，PRL 293.62mIU/L。

第三章

常用中药及配伍原则

3

一、补血药

1. 当归

当归味甘、辛，性温。归心、肝、脾经。

功效：补血和血，调经止痛，润燥滑肠。

PCOS 的主要病机为脾肾两虚，运化无力，水湿聚而成痰湿，痰湿阻滞，日久导致气血不畅，加重脾虚，气血生化不足。当归补血活血，取其和血行经之功能，且性味甘辛温，在 PCOS 患者中使用，是以其温性除客血内塞，破恶血，养新血，治血海内阴浊凝滞，而且当归具有辛香善行之优势，如《日华子本草》记载："治一切风，一切血，补一切劳，破恶血，养新血及主癥癖。"当归和血生新血，活血让血行于脉，不容易聚液生湿，入脾经可以助脾以运化痰湿，治血海内阴浊凝滞；更为其具有辛香善行之优势，活血而不动血，退可助脾统血补血，进可入肝活血除恶血。

治疗 PCOS 时用当归主要以其养血活血之效为主，《本草新编》提到："当归，味甘辛，气温，可升可降，阳中之阴，无毒。虽有上下之分，而补血则一。入心、脾、肝三脏。但其性甚动，入之补气药中则补气，入之补血药中则补血，无定功也。"说明当归补血，补而不守，且入心脾肝，对脏器有补益之效。动物实验表明，当归提取物可以调节免疫，修补损失的脾细胞，对脾细胞恢复有促进作用。

《神农本草经》谓当归"味甘，温，主妇人漏下绝子"，PCOS 无排卵型功能失调性子宫出血临床表现为崩漏、不孕，可见古人对于此类脾虚不孕患者有治疗药物，当归功效甚佳。临床试验表明，当归挥发油对子宫平滑肌有双向调节作用，可以改善子宫局部血运。明代张景岳《本草正》言"当归，其味甘而重，故专能补血，其气轻而辛，故又能行血，补中有动，行中有补，诚血中之气药，亦血中之圣药也"，"佐之以补则补"，"佐之以攻则通"。其中也是重视当归的调补而通达之力。临床研究表明，当归可减少胚胎移植术后子宫痉挛性疼痛，有助于胚胎着床。

当归与阿胶相比。阿胶味甘，性平，入肝、心、肺、肾经，阿胶为血肉有情之品，可以补血，也可以滋阴润燥，《日华子本草》记载："治一切风，并鼻洪、吐血、肠风、血痢及崩中带下。"现代药理研究证明，当归可升可降，既能补血缓急，又能活血通络，还能温中散寒。当归能补能走，为补血药中的气药，阿胶平补入肾，调和血脉，甘甜缓急，滋阴养血，为补血药中的补阴药。对于 PCOS 脾虚湿热的患者，一般不用阿胶，而是用补血活血的当归，如需要用阿胶，可选择阿胶珠，即阿胶用蛤粉炒成珠。阿胶珠没有阿胶的滋腻之性，又增强养阴润肺作用，有利于脾胃的运化吸收，而且入药时口感较好，能做到补而不腻，滋阴而不生湿。

临床中常以当归与熟地黄配伍。熟地黄滋阴益精而养血，其性静，当归补血而性动，生新血而走下，二者合用，动静相得，用于阴血不足者。

当归常与杜仲配伍。杜仲甘，温，归肾经，补肝肾，强筋骨，安胎。二者合用，补而不腻，补肝肾而不燥，补血且活血，补而不滞；且杜仲具有沉降之性，引血下行胞宫。二者常用于月经后期或闭经（肾虚血虚证）。对基础体温单相，闭经或卵巢早衰的患者，二者常相须为用。

常用量为 10g。

2. 熟地黄

熟地黄味甘，性微温。归肝、肾经。

功效：补血养阴，填精益髓。

PCOS 患者主要病机为脾肾不足，生化乏源，血海不能按时满溢，血海亏损，无血可下，而见月经后期和闭经。柴嵩岩教授认为熟地黄甘温质润，入肾，善滋补肾阴，填精益髓，其补阴、益精、生血之效较强，为 PCOS 患者补肾养血填精之佳品。

　　PCOS 患者病程日久，久病消耗了气血津液，则用熟地黄调补五脏之阴，古人谓熟地黄为"大补五脏真阴"，以及"大补真水"之品。《珍珠囊》记载："大补血虚不足，通血脉，益气力。"《医学启源》认为："虚损血衰之人须用，善黑须发。"《本草纲目》记载："填骨髓，长肌肉，生精血。补五脏内伤不足，通血脉，利耳目，黑须发，男子五劳七伤，女子伤中胞漏，经候不调，胎产百病。"

　　熟地黄为补阴药中清虚热之品，对于 PCOS 既可以补肾，又可以防止虚火伤肾，张景岳对此有记载："阴虚而神散者，非熟地之守不足以聚之；阴虚而火升者，非熟地之重不足以降之；阴虚而躁动者，非熟地之静不足以镇之；阴虚而刚急者，非熟地之甘不足以缓之。"

　　柴嵩岩教授认为熟地黄滋阴作用强，滋润的本身即有腻之弊病，需要考虑熟地黄质黏碍胃之性，尤其是对脾虚的 PCOS 患者。所以在使用时，要强调用药的时机。有规律月经的 PCOS 患者，一般在月经前，黄体期用药，以补血海之虚损。此外，需要"因时制宜"，比如在夏季一般不用熟地黄，夏季为暑湿当令，湿热之气重，天人相应，熟地黄滋腻之性明显，易困脾胃之阳，此时饮食当以清淡，用药当以轻灵。

　　熟地黄、鲜地黄、生地黄相比。地黄根块缓缓烘焙至约八成干为鲜地黄，全干为生地黄，用酒、砂仁、陈皮反复蒸晒成熟地黄。鲜地黄味甘、苦，寒，归心、肝、肾经，可以清热生津，凉血止血。生地黄味甘、苦，凉，归心、肝、肾经，可以清热凉血，养阴生津。鲜地黄用于热病伤阴，舌绛烦渴，温毒发斑，吐血，衄血，咽喉肿痛。生地黄常用于热病舌绛烦渴，阴虚内热，骨蒸劳热，内热消渴，吐血衄血，发斑发疹。研究表明熟地黄能够防治肝脏细胞坏死，熟地黄具有活化作用，而生地黄无此作用，熟地黄有抗氧化、促进造血的作用。

　　熟地黄与泽泻配伍。《新编本草》记载："泽泻，味甘、酸、微咸，气寒，沉而降，阴中微阳，无毒。入太阳、少阳足经，能入肾。长于利水，去阴汗，利小便如神，除湿去渴之仙丹也。"熟地黄补肾阴，生血，泽泻利水，引火下行，而泻中又有补，泻火之有余，不损火之不足，两者相须治疗 PCOS 肾虚痰湿患者，补肾阴而不滋腻，泻肾火而不伤肾阳，利水而不伤肾精。

熟地黄与杜仲配伍。杜仲入肾经，补肝肾。对闭经患者，辨证属下焦阴亏兼有血海伏热者，此时常用熟地黄滋阴养血，以守血海，杜仲以期引药下行，直达病所。

常用量为 10g。

3. 制首乌

首乌味苦、甘、涩，性微温。归肝、肾经。

功效：养血滋阴，润肠通便，截疟，祛风，解毒。

对于 PCOS 肾虚患者，制首乌可以补肾，又可以疏肝，还能调和气血。《本草纲目》言："肾主闭藏，肝主疏泄，此物气温味苦涩，苦补肾，温补肝，能收敛精气，所以能养血益肝，固精益肾，健筋骨，乌发，为滋补良药，不寒不燥，功在地黄、天门冬诸药之上。"《本草正义》曰："首乌，专入肝肾，补养真阴，且味固甚厚，稍兼苦涩，性则温和，皆与下焦封藏之理符合，故能填益精气，具有阴阳平秘作用，非如地黄之偏于阴凝可比。"

柴嵩岩教授 20 世纪 50 年代跟随北京中医医院儿科名医祁振华出诊，祁老善用首乌补宗气。柴嵩岩教授考虑其滋阴之性，为防止滋腻，而用于月经后期、月经量少的患者。

现代研究表明，首乌能促进人体免疫力的提高，抑制能让人衰老的"脂褐素"在身体器官内沉积，从而改善中老年人的衰老征象，如白发、齿落、老年斑等。如著名的抗衰老方剂"首乌丸""七宝美髯丹""嵩山首乌茶"就是以制首乌为主药制成，对冠心病、高脂血症、老年贫血、大脑衰退、早衰等都有一定预防效果。

常用量为 10g。

现代临床案例提示首乌有肝毒性，虽然是因为与不恰当的联合用药，或者超量使用等有关，但为谨慎考虑，柴嵩岩教授在临床上慎用首乌。

4. 白芍

白芍味苦、酸，性微寒。归肝、脾经。

功效：养血敛阴，柔肝止痛，平抑肝阳。

对 PCOS 功能失调性子宫出血，带经日久的患者，可使用白芍。《本草备要》谓："补血，泻肝，益脾，敛肝阴，治血虚之腹痛。"《药性论》曰："治肺邪气，腹中疞痛，血气积聚，通宣脏腑拥气，治邪痛败血，主时疾骨热，强五脏，补肾气，治心腹坚胀，妇人血闭不通，消瘀血，能蚀脓。"《滇南本草》曰："泻脾热，止腹疼，止水泻，收肝气逆疼，调养心肝脾经血，舒经降气，止肝气疼痛。"《本草纲目》曰："白芍药益脾，能于土中泻木。"

白芍有养血柔肝止痛之效，柴嵩岩教授对白芍的临床运用有自己的体会，"敛"意味着安定和平和，所以在治疗青春期功能失调性子宫出血、月经先期、带经日久、小儿性早熟时，白芍为柴嵩岩教授的常用药之一，以其收敛之性，收敛止血，而不固涩血海。

柴嵩岩教授对 PCOS 闭经患者很少用白芍。古籍记载白芍虽有止痛之功，但其性味酸寒，敛阴作用比较强，酸性皆有收涩之性，收摄血海。PCOS 脾虚湿盛患者病因多为痰湿内生，滞涩气机，敛本身会影响气机的调畅，使湿邪内敛，而更加阻碍气机，加重病情，故不用白芍。若为缓急迫，用炒白芍，以炒来减缓其酸寒之性。

白芍、赤芍比较。白芍与赤芍都是根部为药，外观区别在颜色，一为白色，一为浅的红褐色。赤芍味苦，性微寒，归肝经，清热凉血，散瘀止痛。《本草求真》谓："赤芍与白芍药主治略同……白则能于土中泻木，赤则能于血中活滞。"白芍能入脾，柔肝补血，赤芍更入血分，活血而行气。二者亦可以相须为用。

常用量为 10g。

5. 龙眼肉

龙眼肉味甘，性温。归心、脾经。

功效：补益心脾，养血宁神，健脾止泻，利尿消肿。

柴嵩岩教授认为，龙眼肉可用于辨证属脾肾不足兼有血虚的月经量少、年龄偏大、排卵功能欠佳的 PCOS 患者。柴嵩岩教授取其补脾，助脾运化，益智安神之意，《济生方》中治思虑劳伤心脾的归脾汤，方中的龙眼肉就是取甘味归脾，能益人智之义。《神农本草经》将其列为上品药，"主五脏邪气，安志、厌食，久服强魂魄，聪明"。《滇南本草》曰："养血安神，长智敛汗，开胃益脾。"《泉州本草》曰："壮阳益气，补脾胃。治妇人产后浮肿，气虚水肿，脾虚泄泻。"《药品化义》曰："桂圆，大补阴血，凡上部失血之后，入归脾汤同莲肉、芡实以补脾阴，使脾旺统血归经。如神思劳倦，心经血少，以此助生地、麦冬补养心血。又筋骨过劳，肝脏空虚，以此佐熟地、当归，滋补肝血。"

龙眼肉味甘而和，用入心、脾，其色紫而类血，体润而味厚，具有大补阴血之效。现代研究表明，龙眼肉含高碳水化合物、蛋白质、多种氨基酸和维生素、钙、磷、铁、酒石酸、腺嘌呤等，其中尤以含维生素 P 量多，对更年期妇女而言，有保护血管、防止血管硬化的作用。

因龙眼肉性偏温，夏天或舌苔见腻者不宜用。《本草汇言》曰："甘温而润，恐有滞气，如胃热有痰有火者，肺受风热，咳嗽有痰有血者，又非所宜。"内有蕴热者少用。

龙眼肉常与远志配伍。远志，性味苦、辛，温，归心、肾、肺经，可以安神益智、祛痰、消肿。《名医别录》记载："定心气，止惊悸，益精，去心下膈气、皮肤中热、面目黄。"二者合用可以补五脏之气，补泻兼顾。

常用量为 10g。

6. 阿胶珠

阿胶珠味甘，性平。归肝、肺、肾经。

功效：补血止血，滋阴润燥。

阿胶珠为阿胶用蛤粉炒成珠。PCOS 患者湿气较重，不能使用滋腻之品以助湿邪生长，而用阿胶珠平补而不腻，补血而不生湿。《神农本草经》曰："丈夫小腹痛，虚劳羸瘦，阴气不足，脚酸不能久立，养肝气。"《本草纲目》记载："阿胶……气味甘平无毒，主治心腹内崩……腰腹痛，四肢酸痛，女子下血，安胎。久服，轻身益气。"《名医别录》曰："坚筋骨，益气止痢。疗吐血衄血，血淋尿血，肠风下痢。女人血痛血枯，经水不调，无子，崩中带下，胎前产后诸疾。男女一切风病，骨节疼痛，水气浮肿，虚劳咳嗽喘急，肺痿唾脓血，及痈疽肿毒。和血滋阴，除风润燥，化痰清肺，利小便，调大肠，圣药也。"叶天士称阿胶为"血肉有情之品""滋补奇经八脉之良药"。《本草汇言》中阿胶是"培养五脏阴分之药"，《本草求真》说"阿胶气味俱阴，既入肝经养血，复入肾经滋水"。阿胶自古被认为善于治疗胎前产后诸疾，但限于现代女性血海伏热的体质较多，故在临床中不常用于安胎。

阿胶珠常与益母草配伍。阿胶珠有增加局部滑利之性，益母草可增加平滑肌收缩，从而促进子宫收缩，两者合用对宫腔有异物残留的患者，既可以止血，又有助于异物的排出。所以在临床中，对不全流产见淋沥出血者，或带经日久者多以益母草、阿胶珠作为药对使用。

阿胶与阿胶珠相比较。阿胶味甘，性平，归肺、肝、肾经。功效：补血止血，滋阴润肺，为补血佳品和妇科圣药。现代研究表明，阿胶含有明胶原、骨胶原、蛋白质，以及钙、钾、钠、镁、锌等17种微量元素，其所含的蛋白质水解后能产生多种氨基酸，有赖氨酸、精氨酸、组氨酸等，这些成分既是人体的重要营养物质，又有增强免疫力、抗衰老、延年益寿的作用。动物研究证明，阿胶有提高红细胞和血红蛋白数量、促进造血功能的作用；同时还可提高血小板含量，有利于止血。阿胶使用起来繁琐，或蒸，或烊化，而妇科疾病多数服药时间较长，难以坚持，故柴嵩岩教授临床使用很少。阿胶珠可起到补血养阴的作用，而且可以同煮，对患者而言既能减少麻烦，又可使黏性减少。阿胶亦属黏滞之品，易碍胃。对脾胃功能欠佳的患者，柴嵩岩教授养血不用阿胶，而喜用当归。

阿胶常用量为 6 ～ 10g，阿胶珠常用量为 10 ～ 12g。

二、走肺经药

1. 北沙参

北沙参味甘，性微寒。归肺、胃经。

功效：养阴清肺，益胃生津。

柴嵩岩教授在临床应用北沙参颇为广泛，取其补肺气以生肾水，即"补肺启肾"。其主要用于调理 PCOS 功能失调性子宫出血患者，还可以用于如卵巢早衰、先兆流产、月经量少、更年期综合征等，辨证属气血虚弱、阴亏者。前人有"沙参补五脏之阴"的说法。《神农本草经》曰："血积惊气，除寒热，补中，益肺气。"《本草从新》记载："专补肺阴，清肺火，治久咳肺痿。"《中药志》曰："养肺阴，清肺热，祛痰止咳。治虚劳发热，阴伤燥咳，口渴咽干。"

北沙参与黄连配伍治疗热性腹泻，效果甚佳。根据"肺与大肠相表里"的中医理论，柴嵩岩教授在临床常将北沙参、黄连联合使用，黄连性寒，味苦，归心、脾、胃、肝、胆、大肠经，清热燥湿，泻火解毒，北沙参补阴益气，两者清热补液，补泻兼顾，相须为用。

南沙参、北沙参相比较：南沙参其形粗大，质较疏松；北沙参其形细长，质坚疏密。两药功效相似，均属养阴药，具有养阴清肺、益胃生津的功效。但北沙参的滋阴功效强于南沙参。

北沙参与人参相比较：人参价格昂贵，且偏补阳气；北沙参性价比高，偏补阴。柴嵩岩教授认为女子"阴常不足"，北沙参为其治疗妇科疾病的常用补益药之一。李时珍曰："人参甘苦温，其体重实，专补脾胃元气，因而益肺与肾，故内伤元气者宜之。沙参甘淡而寒，其体轻虚，专补肺气，因而益脾与肾，故金能受火克者宜之。一补阳而生阴，一补阴而制阳，不可不辨之也。"刘元素曰："肺寒者，用人参；肺热者，用沙参代之，取其味甘也。"王好古曰："沙参味甘微苦，厥阴本经之药，又为脾经气分药。微苦补阴，甘则补阳，故洁古取沙参代人参。盖人参性温，补五脏之阳；沙参性寒，补五脏之阴。虽云补五脏，亦须各用本脏药相佐，使随所引而相辅之可也。"

常用量为 12 ～ 20g。

2. 太子参

太子参味甘、微苦，性平。归脾、肺经。

功效：补气健脾，生津润肺。

柴嵩岩教授常将太子参用于 PCOS 脾肺气阴两虚患者。柴嵩岩教授认为在众多补气药中，唯有太子参性平，不温不燥，清补而不腻，兼有滋阴润燥之效，可用于气阴不足或气虚有热的患者。《本草从新》言："太子参，大补元气，虽甚细如参条，短紧坚实，而有芦纹，其力不下大参。"《本草再新》记载："治气虚肺燥，补脾土，消水肿，化痰止渴。"另外，对于 PCOS 闭经、基础体温偏低的患者，太子参有升高体温基线的作用，此作用可供临床参考。

太子参与白术、女贞子配伍。白术甘、苦，温，归脾、胃经，有健脾益气、燥湿利尿、止汗、安胎之功；女贞子归肝、肾经，具有补益肝肾、强腰膝、明耳目、乌须发的功效。太子参"补肺启肾"，金水相生，白术健脾益气，女贞子补肾滋阴，三者共奏健脾益肾扶正之功，用于脾虚乏力的患者。

太子参与党参相比较。太子参分布于辽宁、内蒙古、河北、陕西、山东、江苏、安徽、浙江、江西、湖南、四川等地。党参产自中国北方海拔1560～3100m的山地林边及灌木丛中。太子参补气健脾，生津润肺。党参性平，味甘，归脾、肺经，补中益气，健脾益肺。《本草纲目拾遗》记载党参为"治肺虚，益肺气"。党参清肺，太子参润肺。

常用量为10～15g。

3. 桔梗

桔梗味苦、辛，性平。归肺经。

功效：宣肺，利咽，祛痰，排脓。

柴嵩岩教授常把桔梗作为使药，载药力上行，对于脾虚痰湿的PCOS患者既可以行气消郁，载药上行，又可祛痰湿，清扬给邪气以出路。《名医别录》曰："利五脏肠胃，补血气，除寒热、风痹，温中消谷，疗喉咽痛。"《药性论》曰："治下痢，破血，去积气，消积聚，痰涎，主肺热气促嗽逆，除腹中冷痛，主中恶及小儿惊痫。"《日华子本草》曰："下一切气，止霍乱转筋，心腹胀痛，补五劳，养气，除邪辟温，补虚消痰，破癥瘕，养血排脓，补内漏及喉痹。"

古籍常记载桔梗引药上行之功效。《本草求真》记载："桔梗……按书既载能引诸药上行，又载能以下气，其义何居？盖缘人之脏腑胸膈，本贵通利……总皆寒郁于肺，闭其窍道，则清不得上行，浊因不得下降耳……系开提肺气之圣药，可为诸药舟楫，载之上浮，能引苦泄峻下之剂，至于至高之分成功，俾清气既得上升，则浊气自克下降，降气之说理根于是。"《本草经疏》曰："桔梗，观其所主诸病，应是辛苦甘平，微温无毒。伤寒邪结胸胁，则痛如刀刺；邪在中焦，则腹满及肠鸣幽幽，辛散升发，苦泄甘和，则邪解而气和，诸证自退矣。其主惊恐悸气者，心脾气血不足，则现此证，诸补心药中，借其升上之力，以为舟楫胜载之用，此佐使之职也。"《本草通玄》曰："桔梗之用，惟其上入肺经，肺为主气之脏，故能使诸气下降，世俗泥为上升之剂不能下行，失其用矣。"

实验研究表明桔梗有降血糖作用，可以恢复糖尿病兔的肝糖原，能抑制食物性血糖上升。

桔梗与北沙参配伍。北沙参入肺经，补阴益气；桔梗亦入肺经，宣肺。桔梗可以缓解北沙参之滋腻，又可以引药入肺经，肺行百脉，作用全身。

桔梗与竹茹相比较。竹茹味甘，性微寒，归肺、胃、心、胆经，清热化痰，除烦，止呕；桔梗宣肺，利咽，祛痰，排脓。两者都是清热化痰之品，而桔梗走肺宣肺，竹茹走肺清热，桔梗辛散偏行气，竹茹甘凉偏养阴。

常用量为 10 ～ 15g。

4. 杏仁

杏仁味苦，性温，有毒。归肺、大肠经。

功效：祛痰止咳，平喘，润肠。

柴嵩岩教授用杏仁治疗 PCOS 辨证为痰湿，兼有便秘的患者。杏仁有祛痰之效，从肺经疏利开通，破壅降逆，行气润燥，调理气分之郁。《神农本草经》记载："主咳逆上气，雷鸣，喉痹，下气，产乳金疮，寒心奔豚。"《滇南本草》曰："止咳嗽，消痰润肺，润肠胃，消面粉积，下气，治疳虫。"《本草从新》曰："因虚而咳嗽便秘者忌之。"《本草纲目》曰："杀虫，治诸疮疥，消肿，去头面诸风气鼓疱。"

杏仁和桃仁相比较。桃仁苦、甘，平，归心、肝、大肠经，活血祛瘀，润肠通便，止咳平喘。桃仁、杏仁都能治便秘，但是二者以气血分之。杏仁主要治疗喘证，行气。桃仁主要治疗狂证，活血。体虚的患者大便燥秘，不能使用大黄等苦寒泄泻之品。脉浮在气，用杏仁、陈皮；脉沉在血，用桃仁。

常用量为 5 ～ 10g。

5. 浙贝母

浙贝母又称象贝，味苦，性寒。归肺、心经。

功效：清热化痰止咳，解毒散结消痈。

对于 PCOS 辨证为痰湿的患者，用浙贝母来化湿祛痰，清热解毒，消痰郁化热之证。《本草纲目拾遗》曰："解毒利痰，开宣肺气，凡肺家夹风火有痰者宜此。"《本草正义》曰："象贝母苦寒泄降，而能散结。"《神农本草经》曰："主伤寒烦热、淋沥邪气。"

实验研究表明，浙贝母碱能兴奋家兔、大鼠离体子宫，引起子宫双向调节。

浙贝母与川贝母相比较。川贝母味苦、甘，性微寒，归肺、心经，清热润肺，化痰止咳，散结消痈。《本草别说》记载川贝母："能散心胸郁结之气。"《本草会编》曰："治虚劳咳嗽，吐血咯血，肺痿肺痈，妇人乳痈、痈疽及诸郁之证。"明代《本草纲目》以前统称贝母，清代才有川贝母、浙贝母之分。《本草汇言》有"川者为妙"的理论。川贝母味甘，性偏润，治疗阴虚内热患者；浙贝母味苦，性偏泄，治疗痰热郁结患者。

柴嵩岩教授一般用浙贝母，因川贝母价格贵。柴嵩岩教授认为妇科疾病需长期服药，应该尽量选择药效好而价格较低的药，为患者减轻负担，若病症必须用川贝母，则以治病为先。

常用量为 10 ～ 15g。

三、补阴药

1. 麦冬

麦冬又名寸冬，味甘、微苦，性微寒。归肺、心、胃经。

功效：润肺养阴，益胃生津，清心除烦。

麦冬主入肺经，清肺热，养肺阴，同时兼入心经，可清心降火。柴嵩岩教授常用麦冬治疗津伤、心火上炎的 PCOS 患者。《医学启源》曰："《主治秘诀》云，治经枯乳汁不下。"《用药心法》曰："补心气不足及治血妄行。"古人用麦冬润燥生津、清虚热、止咳养阴，如《伤寒论》曰："大逆上气，咽喉不利，止逆下气者，麦门冬汤主之。"

现代研究证实，麦冬提取物麦冬多糖可以增强心肌细胞活力，抑制心肌细胞凋亡。麦冬能提高免疫功能；对多种细菌有抑制作用；能增强垂体肾上腺皮质系统功能，提高机体适应能力；有抗心律失常和扩张外周血管的作用；能提高耐缺氧能力；有降血糖作用。

常用量为 10g。

2. 天冬

天冬味甘、苦，性寒。归肝、肺、肾经。

功效：养阴清热，润肺滋肾。

柴嵩岩教授常用天冬治疗阴亏虚火、阴液不足的 PCOS 患者。柴嵩岩教授临床用天冬，主要取其走肝、肾经，入下焦，且味甘、苦，性寒，清解的作用强，而滋腻之性不若熟地黄明显。所以，当下焦阴血不足、血海伏热，临床见经期延长或月经先期，尤其是伴有脾胃运化受纳功能欠佳时，柴嵩岩教授常选用本品。《药性论》曰："主肺气咳逆，喘息促急，除热，通肾气，疗肺痿生痈吐脓，治湿疥，止消渴，去热中风，宜久服。"
《本草汇言》曰："天门冬，润燥滋阴，降火清肺之药也。统理肺肾火燥为
病……天门冬阴润寒补，使燥者润，热者清，则骨髓坚强，偏痹可利矣。
然必以元虚热胜者宜之。"《日华子本草》曰："镇心，润五脏，益皮肤，悦
颜色，补五劳七伤，治肺气并嗽，消痰、风痹热毒、游风、烦闷吐血。"
《本草纲目》曰："润燥滋阴，清金降火。"

麦冬与天冬相比较，两者都能养阴清肺热，润燥生津。天冬归肝、
肺、肾经，清肺热，养阴的效果较强，主要滋肾阴、肺阴，清虚火；麦冬
归肺、心、胃经，主要养胃生津，清心除烦。

常用量为10g。

3. 石斛

石斛味甘，性微寒。归胃、肾经。

功效：益胃生津，滋阴清热。

柴嵩岩教授常用石斛治疗疾病后期阴虚火旺的PCOS患者。柴嵩岩教
授认为石斛可以滋肾阴，清胃热。《本草蒙筌》曰："石斛，味甘，气平。
无毒。以酒浸蒸，方宜入剂，却惊定志，益精强阴。壮筋骨，补虚羸，健
脚膝，驱冷痹。皮外邪热堪逐，胃中虚火能除。厚肠胃轻身，长肌肉下
气。"实验研究表明，石斛可以兴奋肠管，调节胃肠功能，还有降血糖、
抗氧化功能。

石斛"善起痹"，可以"通痹"，柴嵩岩教授认为"痹"有两个意思：
一方面，为关节痛，柴嵩岩教授常用石斛配桑枝治疗产后关节痛；另一方
面，所谓"痹者，闭也"，闭塞不通之意，如临床症见舌质红，苔干乏津
者，无论闭经还是产后关节痛，均常用石斛，但大便溏泻者慎用。《本草
新编》记载："石斛，味甘、微苦，性微寒，无毒。不可用竹斛、木斛，用
之无功，石斛却惊定志，益精强阴，尤能健脚膝之力，善起痹病，降阴虚

之火，大有殊功……金钗石斛，本非益精强阴之药，乃降肾中命门虚火之药也，去火之有余，自然益水之不足，泻肾中之虚火，自然添骨中之真水矣，故曰：强阴而益精。"

石斛与枸杞子配伍。两者同补肾，枸杞子温补肾阳，石斛补肾阴。两者相须为用，石斛之清热可以防止补益太过，做到补而不腻，温而不燥。

常用量为10g。

4. 玉竹

玉竹味甘，性平。归肺、胃经。

功效：滋阴润肺，养胃生津。

柴嵩岩教授在治疗内热的PCOS患者时，清热益阴常用玉竹，因其气味甘平，质润柔滑，补益滋养，具有"纯而不驳，和而不偏"的特性，且以滋养胃阴、清上焦热为主。《神农本草经》曰："主中风暴热，不能动摇，跌筋结肉，诸不足。久服去面黑皯，好颜色，润泽，轻身不老。"《本草拾遗》曰："主聪明，调血气，令人强壮。"《滇南本草》言其"补气血，补中健脾"，"治男妇虚证，肢体酸软，自汗，盗汗"。

玉竹常与沙参、麦冬同用，三者都是滋阴清热之品。玉竹走胃经，沙参走肺经，麦冬走肺、心、胃经，三者走不同的经络滋阴，玉竹主要清胃火、养胃阴，沙参主要清肺火、滋肺阴，麦冬清心胃之火、养胃阴。

玉竹与月季花配伍治疗月经量少，舌苔白干，或薄或厚的PCOS患者。月季花性温，味甘，归肝经，活血调经，疏肝解郁。月季花活血行气，玉竹养阴补血海，二者一行一补，使血海可以按月满溢。

常用量为10g。

5. 旱莲草

旱莲草又名墨旱莲，味甘、酸，性寒。归肝、肾经。

功效：补益肝肾，凉血止血。

柴嵩岩教授常取旱莲草甘酸性寒，酸寒凉血、收敛止血，甘寒益肾、养阴清热，应用于阴虚血热的月经先期、崩漏的 PCOS 患者，或用于更年期阴血不足、虚热上扰的患者。对于旱莲草的记载，《本草纲目》曰："乌髭发，益肾阴。"《本草正义》曰："入肾补阴而生长毛发。"《新修本草》曰："主血痢。针灸疮发，洪血不可止者敷之；汁涂发眉，生速而繁。"《分类草药性》曰："止血，补肾，退火，消肿。治淋、崩。"

近代药理研究认为，旱莲草能使动物退化的免疫器官重量恢复正常，进而提高细胞免疫和体液免疫功能。旱莲草含有挥发油、鞣质、皂苷、旱莲草素及维生素 A 等化学成分，动物试验显示有止血效果，体外试验显示对金黄色葡萄球菌有抑制作用。

旱莲草配合菊花、川芎、葛根等治疗阴虚血热引起的高血压、妊娠高血压患者，疗效甚佳。菊花甘、苦，微寒，归肺、肝经，散风清热，平肝明目。川芎辛，温，归肝、胆、心包经，活血行气，祛风止痛。葛根甘、辛，凉，归脾、胃经，解肌退热，生津，透疹，升阳止泻。菊花、川芎、葛根分别从三阳经络清热行气止痛，旱莲草补血脉之阴液，调和阴阳。

常用量为 10 ～ 15g。

6. 黄精

黄精味甘，性平。归脾、肺、肾经。

功效：补气养阴，健脾，润肺，益肾。

柴嵩岩教授常用黄精治疗脾肾阴虚的 PCOS 患者。《名医别录》曰："补中益气……安五脏。"《日华子本草》曰："补五劳七伤，助筋骨……益脾胃，润心肺。"《本草纲目》曰："补诸虚……填精髓。"《本草便读》曰："此药味甘如饴，性平质润，为补养脾阴之正品。"

柴嵩岩教授言及当年跟随祁振华出诊时，祁老善用黄精补中气，且常用本品与何首乌配伍，用于肝硬化患者。现代研究表明黄精具有降血压、降血糖、降血脂，防止动脉粥样硬化，延缓衰老和抗菌等作用，黄精多糖具有免疫激活作用。尤其是近来报道黄精对受损的卵巢功能有修复作用，故又常用于卵巢早衰的治疗。

常用量为10g。

7. 女贞子

女贞子味甘、苦，性凉。归肝、肾经。

功效：补益肝肾，强腰膝，明耳目，乌须发。

柴嵩岩教授认为女贞子补肾阴之力量较强，用于肝肾阴血耗伤的PCOS患者，可以补而不滋腻，不温不燥。《本草纲目》记载："强阴，健腰膝，明目。"《本草经疏》记载："女贞子，气味俱阴，正入肾除热补精之要品，肾得补，则五脏自安，精神自足，百病去而身肥健矣。"《本草述》记载："女贞实，固入血海益血，而和气以上荣……由肾至肺，并以淫精于上下，下独髭须为然也，即广嗣方中，多用之矣。"《本经逢原》记载："女贞，性禀纯阴，味偏寒滑，脾胃虚人服之，往往减食作泻。"

研究表明，女贞子中既有雌激素样物质，也有雄激素样物质存在，证明女贞子既有睾酮样也有雌二醇样的激素类似物，即同一药物具有双向调节作用。此外，女贞子还有抗菌、抗病毒作用。

女贞子与旱莲草配伍合为二至丸，滋补肝肾，填充血海。女贞子归肝、肾经，旱莲草味酸，补中，收敛止血，两者合用能益上荣下，补而收之。

女贞子与黄芩合用清肝热，黄芩味苦，性寒，归肺、胆、脾、大肠、小肠经，清热燥湿，泻火解毒，止血，安胎，两者合用补阴清热，用于治经前期紧张综合征或更年期综合征的患者。

常用量为 10 ～ 20g。

四、健脾益气药

1. 黄芪

黄芪味甘，性微温。归脾、肺经。

功效：健脾补中，升阳举陷，益卫固表，利尿，托毒生肌。

柴嵩岩教授认为黄芪甘温纯阳，补中益气，又有提升中气的作用，用于久病体弱、脾虚崩漏或带经日久的 PCOS 患者。《本草汇言》曰："黄芪，补肺健脾、卫实敛汗、驱风运毒之药也。故阳虚之人，自汗频来，乃表虚而腠理不密也，黄芪可以实卫而敛汗；伤寒之证，行发表而邪汗不出，乃里虚而正气内乏也，黄芪可以济津以助汗；贼风之疴，偏中血脉而手中不随者，黄芪可以荣筋骨；痈疡之证，脓血内溃，阳气虚而不愈者，黄芪可以生肌肉；又阴疮不能起发，阳气虚而不溃者，黄芪可以拖脓毒。"《本草经疏》曰："黄芪禀天之阳气、地之冲气以生，故味甘微温而无毒。气厚于味，可升可降，阳也。入手阳明、太阴经。甘乃土之正味，故能解毒。阳能达表，故能运毒走表。甘能益血，脾主肌肉，故主久败疮，排脓止痛……性能实表，则能逐邪驱风。"

柴嵩岩教授用黄芪时，考虑到黄芪有温燥之性，所以用量不大，且多用生黄芪，对于舌苔干、脉有数象者，考虑阴虚有内热，此时一般不用黄芪，而改用太子参益气健脾。《得配本草》记载："黄芪补气，而气有内外之分。气之卫于脉外者，在内之卫气也；气之行于肌表者，在外之卫气也。肌表之气，补宜黄芪；五内之气，补宜人参。若内气虚乏，用黄芪升提于表，外气日见有余，而内气愈使不足，久之血无所摄，营气亦觉消散，虚损之所以由补而成也。故内外虚气之治，各有其道。"

黄芪配伍生牡蛎，以益气固冲止血。生牡蛎归肝、胆、肾经，重镇安神，潜阳补阴，软坚散结。黄芪以补为主，补脾气以固摄，牡蛎以清热固冲为主，助脾摄血，共同治疗脾虚崩漏的 PCOS 患者。

常用量为 10 ～ 15g。

2. 白术

白术味甘、苦，性温。归脾、胃经。

功效：健脾益气，燥湿利尿，止汗，安胎。

柴嵩岩教授用白术健脾除湿，用于脾肾不足、湿浊结聚的 PCOS 患者。《本草汇言》曰："白术，乃扶植脾胃，散湿除痹，消食除痞之要药也。脾虚不健，术能补之，胃虚不纳，术能助之。是故劳力内伤，四肢困倦，饮食不纳，此中气不足之证也；痃冷虚寒，泄泻下利，滑脱不禁，此脾阳衰陷之证也；或久疟经年不愈，或久痢累月不除，此胃虚失治，脾虚下脱之证也；或痰涎呕吐，眩晕昏眩，或腹满肢肿，面色萎黄，此胃虚不运，脾虚蕴湿之证也。以上诸疾，用白术总能治之。"《本草求真》曰："白术缘何专补脾气？盖以脾苦湿，急食苦以燥之；脾欲缓，急食甘以缓之。白术味苦而甘，既能燥湿实脾，复能缓脾生津。且其性最温，服则能以健食消谷，为脾脏补气第一要药也。"

生白术有通便的作用，炒白术有止泻的作用。《本经逢原》记载："白术甘温味厚，阳中之阴，可升可降，入脾胃二经。生用则有除湿益燥、消痰利水，治风寒湿痹、死肌痉疸，散腰脐间血及冲脉为病，逆气里急之功；制熟则有和中补气、止渴生津、止汗除热、进饮食、安胎之效。"

白术可以安胎，因白术健脾，脾健则气血盛而胎自安。《丹溪心法》指出："妇人有孕则碍脾，运化迟而生湿，湿而生热，古人用白术、黄芩为安胎圣药，盖白术补脾燥湿，黄芩清热故也。"《医学启源》指出："能除湿益燥，和中益气，利腰脐间血，除胃中热……其用有九：温中，一也；去脾胃中湿，二也；除脾胃热，三也；强脾胃，进饮食，四也；和脾胃，生津液，五也；主肌肉，六也；治四肢困倦，目不欲开，怠惰嗜卧，不思饮食，七也；止渴，八也；安胎，九也。"

白术常与生牡蛎配伍。生牡蛎归肝、胆、肾经，重镇安神，潜阳补阴，软坚散结。二者合用治脾虚盗汗。女子"阴常不足"，久病者血燥，肾间动气筑筑，烦躁大便不通，治疗以补脾肾为主，加上牡蛎入肾养阴，不会拥塞气血，亦能清热止汗补肾。

白术与茯苓比较。茯苓味甘、淡，性平，归心、肺、脾、肾经，利水渗湿，健脾宁心。白术专补脾阳，补不腻滞；茯苓平补脾气，以利水安神，两者常相须为用。

常用量为 10 ～ 20g。

3. 山药

山药味甘，性平。归脾、肺、肾经。

功效：补脾养胃，生津益肺，补肾涩精。

柴嵩岩教授认为山药既为食物又为药物，安全性高，用于 PCOS 脾虚所致月经先期、崩漏、带下者，还可用于妊娠见脾虚者。《医经溯洄集》曰："唯干山药，虽独入手太阴经，然其功亦能强阴，且手太阴为足少阴之上原，原既有滋，流岂无益？"《本草求真》曰："山药本属食物，古人用入汤剂，谓其补脾益气，除热。然究色白入肺，味甘入脾，气虽温而却平，为补脾肺之阴。是以能润皮毛，长肌肉。"《本草经读》曰："山药气平入肺，味甘无毒入脾。脾为中州而统血，血者阴也，中之守也；唯能益血，故主伤中；伤中愈，则肌肉丰，故补虚羸。肺主气，气虚则寒邪生；脾统血，血虚则热邪生；血气充而寒热邪气除矣。脾主四肢，脾血足则四肢健；肺主气，肺气充则气力倍也。且此物生捣，最多津液而稠黏，又能补肾而填精，精足则强阴。目明、耳聪、不饥，是脾血之旺；轻身是肺气之充；延年是夸其补益之效也。"

配伍时应注意山药不与生牡蛎、薏苡仁等同用，山药煮后质地黏稠，加上牡蛎、薏苡仁熬出的药汁浓稠，味道难以入口，不便饮用，为减轻患者服用的痛苦，故不建议配伍。

山药与白术相比。白术健脾益气，燥湿利尿，止汗，安胎。白术苦燥，能补脾阳也。山药和白术功效相同，但是没有白术之燥性，是平补之剂。山药性涩，可以治遗精不禁，味甘兼咸，又可以益肾强阴，故脾虚有便溏泄泻时可以加山药。

常用量为 10 ～ 15g。

五、补肾药

1. 菟丝子

菟丝子味辛、甘，性平。归肝、肾、脾经。

功效：补肾，益精，安胎，明目，止泻。

PCOS 的主要病机是脾肾亏虚，而菟丝子归肝、肾经，取其补肾益精之用，补而不峻，守而能走，虚、实、寒、热皆可用之。其性味辛甘平，能温能补，如《日华子本草》曰："补五劳七伤，治泄精，尿血，润心肺。"《本草汇言》曰："菟丝子，补肾养肝，温脾助胃之药也。但补而不峻，温而不燥，故入肾经，虚可以补，实可以利，寒可以温，热可以凉，湿可以燥，燥可以润。"

治疗 PCOS 主要取菟丝子补肾益精之效。《本草正义》曰："菟丝为养阴通络上品。其味微辛，则阴中有阳，守而能走，与其他滋阴诸药之偏于腻滞者绝异。"《药性论》曰："治男子女人虚冷，添精益髓，去腰疼膝冷，又主消渴热中。"说明菟丝子补肝肾，温补肾阳，守而能走。现代药理研究证实，菟丝子具有壮阳的作用，在内分泌方面还可以增加下丘脑 – 垂体 – 卵巢轴促进黄体功能。

菟丝子与杜仲相比。杜仲味甘、微辛，性温，入肝、肾经，主要功效为补肝肾，强筋骨，特点为补而不滞，虽温而不助火，为补肾圣药，走督脉，对腰痛、脊髓有病者常用。

临床上常以菟丝子、杜仲配伍。两者合用，温补肾阳，补而不滞，守而能走，常相须而用，共奏补肾温阳之功。

常用量为 12 ～ 20g。

2. 桑椹

桑椹味甘、酸，性寒。归心、肝、肾经。

功效：滋阴补血，生津润燥。

PCOS 的主要病机是脾肾亏虚，肾精虚损则精血不足。桑椹甘酸，可滋补阴血，亦可生津。《本草新编》记载："四月采桑椹，饭锅蒸熟，晒干为末。紫色为上，红者次之。性寒，味甘，无毒。入肝肾经。补肝、益肾、息风、滋液之功。治肝肾阴亏，消渴，便秘，目暗，耳鸣，关节不利。"《滇南本草》谓其"益肾脏而固精，久服黑发明目"。

桑椹治疗 PCOS 是取其滋阴补血之效。《本草述》曰："乌椹益阴气便益阴血，血乃水所化，故益阴血，还以行水，风与血同脏，阴血益则风自息。"《本草衍义》曰："治热渴，生精神，及小肠热。"《本草从新》言其"除热，养阴"，《本草求真》言其"滋肝肾，充血液"，《本草拾遗》言其"利五脏关节，通血气"。即桑椹具有滋阴补血、补益肝肾之效。研究表明，桑椹具有提高造血机能、增强机体免疫力、抵抗机体内毒素、降血脂和降血糖、抗氧化及延缓衰老的作用。

桑椹常与女贞子相比较。女贞子味甘、苦，性凉，归肝、肾经，滋补肝肾，明目乌发。两者均可滋补肝肾阴血，而女贞子味苦性凉，功善滋补肝肾，又兼清虚热，补中有清，且酒炙可增强补益肝肾之效。

桑椹常与熟地黄配伍。熟地黄味甘，性微温，归肝、肾经，补血养阴，填精益髓。两者相使为用，共奏补益肝肾，滋养阴血之效。

常用量为15g。

3. 覆盆子

覆盆子味甘、酸，性微温。归肝、肾经。

功效：补益肝肾，固精缩尿。

PCOS的主要病机是脾肾两虚，覆盆子补益肝肾，味甘、酸，性微温，对于PCOS患者，以其性微温以温补肾阳，其味甘酸，滋阴收摄而不耗散肾之真阴。《开宝本草》谓："补虚续绝，强阴建阳，悦泽肌肤，安和脏腑，温中益力，疗劳损风虚，补肝明目。"《本草正义》谓："覆盆，为滋养真阴之药，味带微酸，能收摄耗散之阴气而生精液……惟此专养阴，非以助阳，《神农本草经》《名医别录》并未言温，其以为微温微热者，皆后人臆测之辞……滋养真阴者，必非温药。覆盆子甘酸，平，入肝、肾二经。补肝肾，缩小便，助阳，固精，明目。"

治疗PCOS主要取覆盆子补益肝肾之效。《药性论》曰："主男子肾精虚竭，女子食之有子。主阴痿。"《本草衍义》曰："益肾脏，缩小便。"《本草蒙筌》曰："治肾伤精竭流滑。"《本草述》曰："治劳倦、虚劳，肝肾气虚恶寒，肾气虚逆咳嗽、痿、消瘅、泄泻、赤白浊，鹤膝风，诸见血证及目疾。"覆盆子补益肝肾以固肾精，益气温阳。药理研究表明，覆盆子含有机酸、糖类及少量维生素C，具有抗菌和雌激素样作用。

覆盆子常与山茱萸相鉴别。山茱萸味酸、涩，性微温，归肝、肾经，具有补益肝肾、收涩固脱之效，可补肝肾固精缩尿，固冲任以止血，又其性温不燥，故其补而不峻，为平补阴阳之要药。覆盆子可补肝肾固精缩尿，亦可明目。

覆盆子常与菟丝子相配伍。菟丝子味辛、甘，性平，归肝、肾、脾经，补肾益精而安胎为主要功效，两者相须为用，补益肝肾。

常用量为 10 ～ 15g。

4. 杜仲

杜仲味甘、微辛，性温。归肝、肾经。

功效：补肝肾，强筋骨。

PCOS 的主要病机是脾肾亏虚，杜仲归肝、肾经，取其补益肝肾之用，特点为补而不滞，虽温而不助火，为补肾圣药，走督脉，对肝肾亏虚的 PCOS 患者，有补益肝肾、温补肾阳的功效。如《本草汇言》云："凡下焦之虚，非杜仲不补；下焦之湿，非杜仲不利；足胫之酸，非杜仲不去；腰膝之疼，非杜仲不除。然色紫而燥，质绵而韧，气温而补，补肝益肾，诚为要剂。"

杜仲治疗 PCOS 主要取其补益肝肾之效。《本草求真》曰："杜仲，入肝而补肾，子能令母实也，且性辛温，能除阴痒，去囊湿，痿痹瘫软必需，脚气疼痛必用，胎滑梦遗切要……在肾经虚寒者，固可用此温补以固胎元。若气陷不升，血随气脱而胎不固者，用此则气益陷不升，其血必致愈脱不已！"说明杜仲其性走下，性温善补，能温补 PCOS 患者之肾阳，振奋元阳以温阳化气，使水湿得行。

临证柴嵩岩教授用炒杜仲而不用生杜仲，因考虑生杜仲有小毒，不利于长期服用。配伍时常与川续断、车前子同用，用于闭经或月经稀发见 BBT 单相、低温者为佳，取补肾通利之功。如脾肾阳虚明显者，或与补骨脂同用，增强补肾阳力，兼补脾、肝，既涩下元，又固冲任。

杜仲与续断相比较。续断味苦、辛，性微温，归肝、肾经。续断补肝肾，强筋骨，续折伤，止崩漏，可补益肝肾，调理冲任。杜仲性温，温补之力较强，兼暖下元，续断温补之力较弱，且补而不滞。

临床上杜仲常与续断配伍，两者相须而用，共奏温补肾阳，调理冲任之效。

常用量为 10 ～ 12g。

5. 川续断

川续断味苦、辛，性微温。归肝、肾经。

功效：补肝肾，强筋骨，续折伤，止崩漏。

PCOS 的主要病机是脾肾亏虚，川续断归肝、肾经，取其补益肝肾、调理冲任之用，且其辛散温通，亦可活血化瘀。《滇南本草》曰："补肝，强筋骨。走经络，止经中疼痛。安胎，治妇人白带，生新血，破瘀血，落死胎。止咳嗽咯血。止赤白便浊。"《神农本草经》云："续断，主金疮、痈伤、折跌，续筋骨。"《名医别录》云："主金疮血内漏，止痛生肌肉，疗腕伤，恶血腰痛，关节缓急。"

川续断治疗 PCOS 取其补肝肾之效。《神农本草经》对续断的补益作用记载甚略，仅云："主伤中，补不足，久服益气力。"川续断多用于治疗肝肾不足，筋骨痿软。如《本草经解》云："主伤中补不足者，补肝经之不足也。"现代药理研究发现续断具有增强免疫功能、抗衰老、抗骨质疏松等作用，同时在临床上也应用于骨折、腰椎骨质增生、跌打损伤等。

常用量为 15g。

6. 淫羊藿

淫羊藿味辛、甘，性温。归肝、肾经。

功效：补肾阳，强筋骨，祛风湿。

PCOS 的主要病机是脾肾亏虚，而淫羊藿归肝、肾经，补肾阳，且其味辛、甘，性温，辛甘化阳。PCOS 患者脾肾亏虚，阳气不能温化水饮，水湿停聚而成痰饮，淫羊藿温补脾肾阳气，助水湿运化，水湿得行，反之阳气得行。《神农本草经》言："主阴痿绝伤，茎中痛。利小便，益气力，强志。"陶弘景曾言："服此使人好为阴阳。西川北部有淫羊，一日百遍合，盖食藿所致，故名淫羊藿。"

淫羊藿治疗 PCOS 主要取其补益肝肾，温阳祛湿之效。柴嵩岩教授认为此药对促进男性性活跃效果较好，故对青少年不用此药。女性患者用之，温补肾阳之效强，量宜小，一般不超过 6g。

淫羊藿与巴戟天相比较。巴戟天味甘、辛，性微温，归肝、肾经，功善补肾阳，强筋骨，祛风湿。淫羊藿味甘、辛，性温燥烈，温阳之力强，长于壮阳，而巴戟天性微温，温阳之力较淫羊藿弱，且甘润不燥，助肾温阳而不伤精耗气。

淫羊藿常与熟地黄相配伍。熟地黄补血养阴，填精益髓，淫羊藿温补肾阳，一阴一阳，二者合用，阴阳俱补，可奏阳中求阴，阴中求阳之效，补阴不会过于滋腻，补阳不会过于温燥。临床上柴嵩岩教授认为 BBT 基线高的本质为肾阴不足，阴不敛阳，虚阳上越，单纯清热或滋阴效果欠理想，而淫羊藿味辛、甘，性温，以从其性，走血脉，鼓动气化；熟地黄味甘，性微温，补血养阴，填精益髓，尤其是熟地黄大补肾阴，以敛虚阳；桃仁味苦，性平，入血分，有引阳入阴之妙，三药配伍补阴潜阳，BBT 得以恢复正常。此乃临床所见，尚待进一步总结。

常用量为 3 ～ 6g。

六、温阳化气药

1. 桂枝

桂枝味辛、甘，性温。归心、肺、膀胱经。

功效：发汗解肌，温通经脉，助阳化气，平冲降逆。

PCOS 的主要病机是脾肾两虚，阳气虚衰，失于运化，水湿停聚而成痰湿，桂枝味辛、甘，辛甘化阳，阳气化生以温化水饮痰湿，且其性温，亦可温通经脉。

桂枝治疗 PCOS 主要取其温通经脉、助阳化气之效。

桂枝常与肉桂相比较。肉桂味辛、甘，性大热，归肾、脾、心、肝经，有补火助阳、散寒止痛、温通经脉、引火归原之效。两者都能散寒止痛、温通经脉，而肉桂长于温里寒，可补火助阳，引火归原；桂枝长于散表寒，且能助阳化气，温化水饮寒湿。

桂枝常与茯苓配伍。茯苓味甘、淡，性平，归心、肾、脾经，利水渗湿，益脾和胃，宁心安神，且利湿而不伤正气。两药合用，温阳健脾而祛水湿痰饮之邪，常用于脾肾亏虚，水湿内停之月经后期、闭经，BBT 单相的患者，两者常相使为用。

常用量为 3g。

2. 肉桂

肉桂味辛、甘，性大热。归肾、脾、心、肝经。

功效：引火归原，纳气归肾，温通经脉。

PCOS 的主要病机是脾肾两虚，阳气虚衰，失于运化，水湿停聚而成痰湿，肉桂味辛、甘，性大热，其作用特点是能守能走，能降能升，能补命门之火，有引火归原、纳气归肾、温通经脉之功效。正如《玉楸药解》中言："肉桂，温暖条畅，大补血中温气。香甘入土，辛甘入木，辛香之气，善行滞结，是以最解肝脾之郁……女子月期、产后，种种诸病，总不出此。悉用肉桂，余药不能。肉桂本系树皮，亦主走表，但重厚内行，所走者表中之里，究其力量所至，直达脏腑，与桂枝专走经络者不同。"肉桂辛甘大热，能补火助阳，益阳消阴，作用温和持久，为治疗命门火衰之要药。

肉桂治疗 PCOS 主要取其温运阳气之效。临床上柴嵩岩教授认为肉桂能行滋阴养血药之凝滞而达到补肾之效，常在滋阴养血的基础上，稍加肉桂，以达鼓舞气血生长之效。因肉桂性热，用量不能过多，柴嵩岩教授一般用量小于 3g，常以地骨皮、川楝子等性寒或凉的药物佐制其热性。

肉桂常与熟地黄配伍。熟地黄味甘，微温，补血养阴，填精益髓，在熟地黄滋阴养血的基础上，佐少量肉桂，以鼓动血海，活跃肾气，二药合用，取阴中有阳、阳中有阴、补而不滞之意。肉桂和熟地黄的用量应注意，柴嵩岩教授一般用熟地黄 10g 配肉桂 3g。多用于闭经的患者。

常用量为 3g。

七、清热药

1. 夏枯草

夏枯草味辛、苦，性寒。归肝、胆经。

功效：清肝泻火，明目，散结消肿。

PCOS 的主要病机是脾肾亏虚，失于运化，水湿停聚而成痰湿，痰湿阻滞，日久则郁而化热，热灼津伤，炼液成痰。《滇南本草》云："夏枯草，行经络……行肝气，开肝郁，止筋骨疼痛、目珠痛，散瘰疬周身结核。"此充分说明了夏枯草的临床运用。在实践中，夏枯草广泛用于内科、外科疾病之中。用夏枯草治疗各种出血、炎性包块、子宫肌瘤、乳腺疾病均能收到满意的效果。

夏枯草治疗 PCOS 主要取其清肝泻火、消肿散结的功效。药理研究证明，夏枯草能够扩张血管，收缩子宫，小剂量对心脏有兴奋作用，还能抑制痢疾杆菌、结核杆菌，有明显的利尿、降血压作用，并有解毒作用。

夏枯草常与决明子相鉴别。决明子味甘、苦、咸，性微寒，归肝、大肠经，具有清肝明目、润肠通便之效，而夏枯草主入肝经，擅善泻肝火，辛以散结。

夏枯草常与熟地黄相配伍。熟地黄味甘，性微温，补血养阴，填精益髓，其甘温质润，入肾，善滋补肾阴，其补阴、益精、生血之效较强，与夏枯草同用，可防止夏枯草辛散苦泄伤阴精，两者合用，清肝泻火散结而不伤阴血。

常用量为 12g。

2. 莲子心

莲子心味苦，性寒。归心、肾经。

功效：清心安神，交通心肾，涩精止血。

PCOS 的主要病机是脾肾亏虚，失于运化，水湿停聚而成痰湿，痰湿阻滞，日久则郁而化热。莲子心主入心经，而妇女以血为本，经水为血所化，而血来源于脏腑，《素问·五脏生成》指出："诸血者，皆属于心。"胞宫与心借胞脉取得直接联系，正如《素问·评热病论》云："月事不来者，胞脉闭也，胞脉者，属心而络于胞中。"明确阐述了胞脉与"心"的关系。莲子心用于妇科治疗闭经之 PCOS 有较好的疗效。

莲子心常与黄连相鉴别。黄连味苦，性寒，归心、脾、胃、肝、胆、大肠经，具有清热燥湿，泻火解毒之效。与莲子心相比较，黄连清热泻火之力较强，尤善清心火，对心经热盛所致多种病证均有较好的疗效，同时其苦寒之力强，善清热泻火解毒。

莲子心常与淫羊藿相配伍。淫羊藿味辛、甘，性温，归肝、肾经，具有补肾阳，强筋骨，祛风湿之效。两药配伍可使上焦火热下行，温补下焦寒凉。在临床上再配合其他药物，治疗上热下寒之 PCOS，具有非常好的治疗效果。莲子心实可清上焦火热，同时引上焦热下行入脾肾经，又可引淫羊藿之热性下行，是为引经药，既可清上焦而不伤下焦之热，又可助淫羊藿温下焦而不致上焦热盛；淫羊藿温补脾肾，性情温和，又可防莲子心之寒凉，故二药配伍，共奏清上热，温下寒之功。

常用量为 3g。

3. 莲须

莲须味甘、涩，性平。归心、肾经。

功效：清心，益肾，涩精，止血。

PCOS的主要病机是脾肾亏虚，肾主生精，肾虚则生精乏源。《本草蒙荃》曰："益肾，涩精，固髓。"《本经逢原》曰："莲须，清心通肾，以其味涩，故为秘涩精气之要药。"

莲须治疗PCOS是取其清心益肾之效。《本草纲目》曰："清心通肾，固精气，乌须发，悦颜色，益血，止血崩、吐血。"《本草通玄》曰："治男子肾泄，女子崩带。"《罗氏会约医镜》曰："除泻痢。"《本草再新》曰："清心肺之虚热，解暑除烦，生津止渴。"

莲须常与芡实相比较。芡实味甘、涩，性平，归脾、肾经，益肾固精，补脾止泻，除湿止带。两者均可益肾固精，芡实入脾经，味甘涩收敛，善能补中兼涩，可补脾止泻。

莲须常与茯苓相配伍。茯苓味甘、淡，性平，归心、肺、脾、肾经，善利水渗湿，健脾宁心，对于痰饮水湿的PCOS两者合用。

常用量为5g。

4. 荷叶

荷叶味苦，性平。归肝、脾、胃经。

功效：清暑化湿，升发清阳，凉血止血。

PCOS的主要病机是脾肾亏虚，失于运化，水湿停聚而成痰湿，痰湿阻滞。荷叶平和不偏，临床上无论寒、热、虚、实证均可斟酌应用。《本草纲目》记载："荷叶服之，令人瘦劣，单服可消阳气浮肿之气。"这是取其升发清阳之功效，清阳得升，则浊阴得降，即可利尿消肿。

荷叶治疗PCOS主要取其清暑化湿、升发清阳之效。荷叶色青气清芬性清灵，所以长于升发清阳，升降对立而又统一，清阳升则浊阴降，且荷叶又能利湿以降浊阴，故俞长荣称其"长于升清降浊"。痰湿的 PCOS 主要因为脾肾亏虚，阳虚不能温化津液则成痰饮，痰饮阻滞冲任二脉，则月经不能按时来潮，荷叶可升清阳、化湿，可助湿去，且 PCOS 患者多体胖，荷叶中的主要成分生物碱能产生降血脂作用。

荷叶常与葛根相鉴别。葛根味甘、辛，性凉，归脾、胃、肺经，具有升阳止泻、生津止渴、解肌退热之效，适用于脾虚泄泻兼有发热、口渴者，其可鼓舞脾胃清阳之气上升以生津、止泻，对于脾虚湿盛具有良好的疗效，且其性凉，故可解肌退热；荷叶性平，无论寒、热、虚、实证均可运用，其长于升发清阳，使清阳升而浊阴降，同时又可利湿以降浊阴。

荷叶常与茯苓相配伍。茯苓味甘、淡，性平，归心、肾、脾经，具有利水渗湿、益脾和胃、宁心安神之功，可利湿而不伤正气。两者合用健脾利湿，升清阳而降浊阴，适用于脾虚湿盛之 PCOS。

常用量为 15g。

5. 栀子

栀子味苦，性寒。归心、肺、三焦经。

功效：泻火除烦，清热利湿，凉血解毒；外用消肿止痛。

PCOS 的主要病机是脾肾亏虚，失于运化，水湿停聚而成痰湿，痰湿阻滞，日久则郁而化热，热灼津伤，炼液成痰。《神农本草经》记载栀子"味苦，寒，主五内邪气，胃中热气，面赤、酒齄鼻、白癞、赤癞、疮疡"，薛立斋将栀子应用于妇科常见病证的治疗。《本草汇言》曰："治血病，连皮炒黑，捣烂用。"

栀子治疗痰郁化热的 PCOS 是取其清热利湿之效。《本草汇言》记载："丹溪言散三焦火郁之药。"栀子苦能燥湿，寒能清热，可泻心火除烦、清利下焦湿热，生用走气分清热泻火，炒焦用入血分凉血止血。现代研究发现，栀子具有抗哮喘、抗炎镇痛、利胆保肝、抗病毒等作用。

栀子常与茵陈相鉴别。茵陈味苦，性寒，归脾、胃、肝、胆经，具有清利湿热、利胆退黄之效，茵陈为治疗黄疸之要药，微寒可清热，擅长清利脾胃肝胆之湿热；栀子也能清利下焦肝胆湿热以治疗黄疸，且其性较茵陈更寒，可清心火，可入血分，清热凉血以止血。

栀子常与牡丹皮相配伍。丹皮，味苦、辛，性寒，具有清热凉血、活血化瘀之效，入心、肝血分。两者合用，于清气分之热中可清血分之热，清血分之热中可清气分之热。常用于 PCOS 见痤疮者。

常用量为 9g。

八、活血药

1. 三七

三七味甘、微苦，性温。归肝、胃经。

功效：散瘀止血，消肿定痛。

PCOS 的主要病机是脾肾亏虚，失于运化，水湿停聚而成痰湿，痰湿阻滞，日久导致气血不畅，气滞血瘀。三七味甘、微苦，性温，入肝经血分，善止血，又能祛瘀，有止血不留瘀，化瘀不伤正的特点。《本草纲目拾遗》中记载："人参补气第一，三七补血第一，味同而功亦等，故称人参三七，为中药中之最珍贵者。"

三七治疗 PCOS 是取其化瘀之效。柴嵩岩教授强调三七的四个主要功用，即化瘀、止血、止痛、消肿。对于三七的止血功效，柴嵩岩教授认为凡出血皆可用之，止血而不留瘀，尤其是瘀血阻滞所致的出血，不宜过于活血破血，用三七化瘀止血最佳。而对于虚性出血，三七无止血作用，因三七本身无补益作用。三七还具有散结、消肿的功效，这其实是化瘀功效的具体体现，且需注意三七其性是走下的，病位在上者当慎用，而病位在下、在外者宜之。柴嵩岩教授在临床中将三七多用于痛经患者，取其化瘀止痛之功效。至于子宫肌瘤、卵巢囊肿等，中医属癥瘕范畴，需辨其有无瘀血，不是一见癥瘕便活血化瘀。再如卵巢子宫内膜异位囊肿，囊内为积血，也可用三七，但需注意经期慎用，因月经期盆腔组织本身为充血状态，用活血药，有可能加重其症状。妊娠出血，因三七有活血化瘀的作用，故孕妇慎用。至于服法，柴嵩岩教授建议不要与其他药物同煎，用白开水冲服最佳。

三七常与茜草相鉴别。茜草味苦，性寒，归肝经，凉血、祛瘀、止血、通经，茜草为妇科调经之要药。三七性温，茜草性寒，茜草既能凉血止血，也能化瘀止血，亦可活血通经，三七可治瘀血诸证，止血不留瘀，化瘀不伤正。

三七常与延胡索相配伍。延胡索味辛、苦，性温，归心、肝、脾经，活血散瘀，行气止痛。两者合用共奏行气活血化瘀之效，对于气滞血瘀的PCOS患者，可行气活血化瘀，使气行血行，且不耗伤正气。

常用量为3g。

2.延胡索

延胡索味辛、苦，性温。归心、肝、脾经。

功效：活血散瘀，行气止痛。

PCOS的主要病机是脾肾亏虚，失于运化，水湿停聚而成痰湿，痰湿阻滞，日久导致气血不畅，气滞血瘀。延胡索味辛，归肝经，能"行血中气滞，气中血滞，故专治一身上下诸痛"，始载于《开宝本草》，言其"主破血，产后诸病因血所为者，妇人月经不调，腹中结块，崩中淋露，产后血晕，暴血冲上，因损下血，或酒摩延胡索及煮服"。延胡索辛散温通，既能活血，又能行气，且具有良好的止痛功效。

延胡索治疗PCOS主要是取其活血散瘀、行气止痛之效。《汤液本草》

言其"治心气小腹痛，有神"。叶天士用延胡索配合行气活血药，治女人经阻少腹痛。《妇科大全》之延胡索散，用治妇人气滞血滞腹痛。柴嵩岩教授认为，延胡索既能行血中之气，又能行气中之血，为中药中的止痛良药，但其性温且辛散，易伤阴血，阴亏者慎用。

延胡索常与川芎相比较。川芎味辛，性温，归肝、胆、心包经，具有活血行气、祛风止痛的功效，为血中之气药，上行头目，下行血海，辛温走窜，一往直前，走而不守。柴嵩岩教授常用川芎，除取其行血养血之义外，还取其引经的作用。而延胡索止痛行气之力较川芎更强。

临床上延胡索常与赤芍配伍。赤芍味苦，微寒，归肝经，入肝经血分，善清肝泻火。两者合用，清肝解郁，活血化瘀，对于临床上 PCOS 患者气滞血瘀所致的月经后期、闭经、痛经有非常好的疗效。

常用量为 10g。

3. 川芎

川芎味辛，性温。归肝、胆、心包经。

功效：活血行气，祛风止痛。

PCOS 的主要病机是脾肾亏虚，失于运化，水湿停聚而成痰湿，痰湿阻滞，日久导致气血不畅，气滞血瘀。川芎为血中之气药，上行头目，下行血海，辛温走窜，一往直前，走而不守。《本草汇言》曰："芎䓖，上行头目，下调经水，中开郁结，血中气药……味辛性阳，气善走窜而无阴凝黏滞之态，虽入血分，又能去一切风、调一切气。同苏叶，可以散风寒于表分，同芪、术，可以温中气而通行肝脾，同归、芍，可以生血脉而贯通营阴，若产科、眼科、疮肿科，此为要药。"

川芎治疗 PCOS 是取其活血行气之效。《本草纲目》曰："燥湿，止泻痢，行气开郁。芎䓖，血中气药也，肝苦急以辛补之，故血虚者宜之；辛以散之，故气郁者宜之。"

柴嵩岩教授常以川芎为引经药，上行头目，下行血海，常用治高泌乳素血症见头晕头痛者，配以菊花、川贝母；或冲任血海瘀阻的闭经患者，与血分药同用。

川芎常与香附相比较。香附味辛、微苦、微甘，性平，归肝、脾、三焦经，疏肝解郁，理气宽中，调经止痛。川芎活血行气，为血中之气药，香附疏肝理气，为气中之血药。川芎性温，走而不守，香附性平，为疏肝解郁之要药，且醋炙可增强其疏肝止痛之效。

川芎常与当归相配伍。当归味甘、辛，性温，归心、肝、脾经，补血和血，调经止痛，润燥滑肠。两者合用，补血活血，行气开郁，补血而不致瘀，活血而不耗血。

常用量为 3～6g。

4. 郁金

郁金味辛、苦，性寒。归心、肝、胆经。

功效：活血止痛，行气解郁，清心凉血，利胆退黄。

PCOS 的主要病机是脾肾亏虚，失于运化，水湿停聚而成痰湿，痰湿阻滞，日久导致气血不畅，气滞血瘀。郁金辛散苦泄，既能活血祛瘀以止痛，又能疏肝行气以解郁，善治气滞血瘀之证。《本草备要》曰："行气，解郁；泄血，破瘀。凉心热，散肝郁。治妇人经脉逆行。"

郁金治疗 PCOS 是取其活血止痛、行气解郁之效。《本草衍义补遗》曰："治郁遏不能散。"《本草经读》曰："郁金，气味苦寒者，谓气寒而善降，味苦而善泄也……若经水不调，因实而闭者，不妨以此决之，若因虚而闭者，是其寇仇。且病起于郁者，即《内经》所谓二阳之病发心脾，大有深旨，若错认此药为解郁而频用之，十不救一。至于怀孕，最忌攻破，此药更不可以沾唇。即在产后，非热结停瘀者，亦不可轻用。若外邪未净者，以此擅攻其内，则邪气乘虚而内陷。若气血两虚者，以此重虚其虚，则气血无根而暴脱。此女科习用郁金之害人也。"又现代药理研究证实，郁金有保肝、抑菌、抗炎、止痛及抗早孕作用，孕妇忌用。

郁金常与香附相比较。香附专入气分，善疏肝行气止痛，柴嵩岩教授临床多用于治疗乳房疾病。而郁金则入血分，有活血之功。

郁金常与玉竹相配伍。玉竹味甘，性微寒，归肺、胃经，阴润肺，养胃生津。因郁金疏肝解郁，有疏理之功的药品必有燥性，而燥必伤肝，故以玉竹养阴润燥生津之性佐之，防其过燥。郁金在药物分类中属活血化瘀类，既可入气分又可入血分，善活血止痛，而其性寒，故对于肝郁气滞、血瘀化热者疗效尤佳。

常用量为6g。

5. 丹参

丹参味苦，性微寒。归心、心包、肝经。

功效：活血祛瘀，凉血消痈，养血安神。

PCOS的主要病机是脾肾亏虚，失于运化，水湿停聚而成痰湿，痰湿阻滞，日久导致气血不畅，气滞血瘀。《本草汇言》曰："丹参，善治血分，去滞生新，调经顺脉之药也。"丹参为治血行不畅、瘀血阻滞之经产病的要药，其可破宿血、补新血，归心、肝经，善活血化瘀，调经止痛。

丹参治疗PCOS主要是取其活血祛瘀之效。《妇人明理论》云："四物汤治妇人病，不问产前产后经水多少，皆可多用，惟一味丹参散，主治与之相同，盖丹参能破宿血，补新血，安生胎，落死胎，止崩中带下，调经脉，其功大类当归、地黄、芍药故也。"《本草纲目》云："活血，通心包络。治疝痛。"研究证明，丹参可以扩张冠状动脉、改善心肌缺血、降低血压、安神静心、降血糖和抗菌，对月经不调、经闭痛经、癥瘕积聚、胸腹刺痛、热痹疼痛、疮疡肿痛、心烦不眠、肝脾肿大、心绞痛等病症有一定的疗效。此外，近代医学实验证明，丹参还具有抗血小板凝聚、降低血液黏度及调节内外凝血系统的功能，是一种安全又可靠的治疗心脏血管疾病的天然中药。柴嵩岩教授认为丹参既可养血，又能行血，既可养心，又能安神。但其性微寒，脾虚或寒凝的患者要慎用。

常用量为 10 ～ 15g。

6. 桃仁

桃仁味苦、甘，性平。归心、肝、肺、大肠经。

功效：活血祛瘀，润肠通便，止咳平喘。

PCOS 的主要病机是脾肾亏虚，失于运化，水湿停聚而成痰湿，痰湿阻滞，日久导致气血不畅，气滞血瘀。《神农本草经》曰："主瘀血，血闭瘕，邪气，杀小虫。"《本草纲目》曰："桃仁行血，宜连皮尖生用；润燥活血，宜汤浸去皮尖炒黄用，或麦麸同炒，或烧存性，各随本方。"《本草经疏》曰："桃仁性善破血，散而不收，泻而无补，过用之，及用之不得其当，能使血下不止，损伤真阴。"桃仁味苦通泄，入心、肝血分，善泄血滞，可治疗多种瘀血阻滞。

桃仁治疗 PCOS 是取其活血化瘀之效。《本经逢原》曰："桃仁，为血瘀血闭之专药。苦以泄滞血，甘以生新血。"研究证实，桃仁有一定的抗凝作用，对血流阻滞、血行障碍有改善作用，能使各脏器各组织机能恢复正常。桃仁有抗炎、抗过敏、抗肿瘤、镇咳的作用。桃仁能促进初产妇子宫收缩及出血。柴嵩岩教授认为桃仁活血，少量用可以养血，又能通便，多用于月经不调血瘀兼便秘者，或新产后帮助子宫排瘀。大肠有热或大便不爽时可配合槐花，清大肠热结。

桃仁常与红花相比较。红花味辛，性温，归心、肝经，活血祛瘀，通经止痛。两者均可活血祛瘀，归心、肝经，而桃仁兼入肺经，具有止咳平喘、通便的疗效。

桃仁常与熟地黄、淫羊藿配伍，临床上用于基础体温基线偏高的患者。桃仁又入肝经，对于脂肪肝或转氨酶升高的患者，有保肝的作用。

常用量为 6 ～ 10g。

7. 红花

红花味辛，性温。归心、肝经。

功效：活血祛瘀，通经止痛。

PCOS 的主要病机是脾肾亏虚，失于运化，水湿停聚而成痰湿，痰湿阻滞，日久导致气血不畅，气滞血瘀。红花为妇科常用的活血药，《本草纲目》曰："活血，润燥，止痛，散肿，通经。"《本草汇言》曰："红花，破血、行血、和血、调血之药也……凡如经闭不通而寒热交作，或过期腹痛而紫黑淋沥，或跌扑损伤而气血瘀积，或疮疡痛痒而肿溃不安，是皆气血不和之证，非红花不能调。"红花主入心、肝经，活血祛瘀、通经止痛之力强。

红花治疗 PCOS 是取其活血祛瘀之效。《本草衍义补遗》曰："红花，破留血，养血。多用则破血，少用则养血。"《新修本草》曰："治口噤不语，血结，产后诸疾。"《本草再新》曰："利水消肿，安生胎，堕死胎。"研究证实，红花煎剂对实验动物的在体子宫及离体子宫有兴奋作用，尤其是对已孕子宫作用更为明显；对实验动物有降血压作用，能使犬心脏的收缩及扩张增加；还有镇痛、镇静、抗炎的作用。柴嵩岩教授临床上应用红花并不算多，因其活血之力强，走而不守，即使对于闭经的患者，往往血海不足，不宜用红花破血下血，恐血海更伤，或引起子宫不正常出血。对于血海已充盈，又在氤氲之时，柴嵩岩教授应用少量红花，取其温通辛散之性，帮助排卵。

红花常与桃仁相配伍，两者合用桃仁增强红花活血化瘀之效，又取其温通辛散之性以促排卵，而又不会导致红花破血下血伤及血海导致子宫异常出血。

常用量为 3 ～ 6g。

8. 益母草

益母草味辛、苦，性微寒。归心、肝、膀胱经。

功效：活血，祛瘀，调经，利水消肿，清热解毒。

PCOS 见水湿停聚而成痰湿者，痰湿阻滞，日久导致气血不畅，气滞血瘀。益母草为妇产科要药，《本草正》曰："益母草，性滑而利，善调女人胎产诸证，故有益母之号。"《本草纲目》曰："活血，破血，调经，解毒。治胎漏产难，胎衣不下，血晕，血风，血痛，崩中漏下，尿血，泻血，痢，疳，痔疾，打扑内损瘀血，大便、小便不通。"益母草辛散苦泄，主入血分，功善活血调经，祛瘀通经，又能利水消肿，宜于治疗水瘀互结的水肿。

益母草治疗 PCOS 是取其活血调经、利水祛瘀之效。《本草汇言》谓："益母草，行血养血，行血而不伤新血，养血而不滞瘀血，诚为血家之圣药也……习俗以为益母草有益于妇人，专一血分，故屡用之。然性善行走，能行血通经，消瘀逐滞甚捷，观其治疗肿痈疽，眼目血障，则行血活血可知矣。产后诸疾，因血滞气脉不和者，用之相宜。若执益母之名，施于胎前之病，血虚形怯，营阴不足者；肝虚血少，瞳仁散大者；血脱血崩，阳竭阴走者，概而与之，未尝不取咎也。"而《辨药指南》也指出："以此活血行气而不推荡，使血气疏通以除凝滞，大有益于阴分，故云有补阴之功。此非濡润之物，体本枝叶，仅可通散，不可滋补，唯用之疏滞气，即所以养真气，用之行瘀血，即所以生新血耳。"现代药理研究表明，益母草煎剂、酒精浸膏及所含益母草碱对多种动物的子宫均呈兴奋作用，对小白鼠有一定的抗着床和抗早孕作用，还有抗血小板聚集及改善冠状动脉循环和保护心脏的作用。

益母草常与泽兰相比较。泽兰味苦、辛，性微温，归肝、脾经，具有活血祛瘀、行水消肿的作用。《本草纲目》曰："泽兰走血分，故能治水肿，涂痈毒，破瘀血，消癥瘕，而为妇人要药。"其在化瘀的同时有行水之功，故临床上对湿瘀互结的患者，柴嵩岩教授常应用泽兰。

临床益母草常与阿胶珠配伍。阿胶珠味甘，性平，归肺、肝、肾经，有补血、滋阴、润肺、止血之效，而益母草有祛瘀生新之功，两药合用，扶正而不留瘀，活血行血，补血止血，瘀去热清，邪去正安而病除。两者配伍用于治疗功能失调性子宫出血、流产后出血等病，临床疗效满意。流产后出血，包括人工流产后、药物流产后及自然流产后的出血，B超检查宫腔内见或未见残留者，临床表现多见阴道淋沥出血，伴或不伴腹痛，对这些患者柴嵩岩教授在辨证的基础上加上益母草和阿胶珠，往往效如桴鼓。柴嵩岩教授认为，子宫内膜脱落不同步或流产后子宫本有残留而血不寻常道，可见阴道不规则出血，其共同特点是阴道出血时间较长，阴血耗伤，外邪易侵。阴虚，一则血滞，二则生内热，热复伤阴血，加之外邪乘虚而入，与瘀热互结，迫血妄行致血流不止。

常用量为 10 ～ 15g。

九、理气药

1. 香附

香附味辛、微苦、微甘，性平。归肝、脾、三焦经。

功效：疏肝解郁，理气宽中，调经止痛。

《本草纲目》言香附可"利三焦，解六郁，消饮食积聚，痰饮痞满，浮肿腹胀，脚气，止心腹、肤体、头目、齿耳诸痛，妇人崩漏带下，月候不调，胎前产后百病。乃气病之总司，女科之主帅也"。《本草述》记载："此味于血中行气，则血以和而生，血以和生，则气有所依而健运不穷。"《本草正义》记载："香附，辛味甚烈，香气颇浓，皆以气用事，故专治气结为病。又凡辛温气药，飚举有余，最易耗散元气，引动肝肾之阳，且多燥烈，则又伤阴。惟此物虽含温和流动作用，而物质既坚，则虽善走而亦能守，不燥不散，皆其特异之性，故可频用而无流弊。"柴嵩岩教授言其理血脉，妇女为用，功用善于止痛，其性平稳，不如延胡索性猛烈，不似川楝子有小毒，用之调理气机和血脉，作用平和。

研究表明，香附中的 α - 香附酮能有效地抑制未孕大鼠离体子宫肌的自发性收缩及缩宫素引起的收缩，并与剂量密切相关，得出 α - 香附酮是香附调经止痛作用的主要有效成分。

香附常与柴胡相伍，共奏疏肝解郁之功，使肝气条达以利于卵子排出。

《本草求真》中将香附、木香、乌药相比较，谓香附"专属开郁散气……苦而不甚……辛苦入肝胆二经，开郁散结，每于忧郁则妙"，木香"苦温，入脾爽滞，每于食积则宜"，而乌药用于"逆邪横胸，无处不达，故用以为胸腹逆邪要药耳"。即情志不畅，情绪忧郁明显者，香附更佳；兼有脾虚食积则木香更宜；若表现为胸腹胀满，气逆而痛，则乌药更为适宜。

常用量为 10g。

2. 木香

木香味辛、苦，性温。归脾、大肠、三焦经。

功效：行气，止痛，健脾，消食。

《本草纲目》云："木香，乃三焦气分之药，能升降诸气。"《本草求真》言："木香，下气宽中，为三焦气分要药。"PCOS 患者或因素体肥胖，或因嗜食肥甘，导致痰湿困阻脾土，脾失健运，而脾虚患者若一味用白术、党参等益气健脾之品，恐其"补而致壅"，可加木香以健脾行气，补而不滞。

研究证实，木香可抑制消化道平滑肌收缩而起到解痉止痛的作用。

常用量为 6g。

3. 乌药

乌药味辛，性温。归肺、脾、肾、膀胱经。

功效：行气止痛，温肾散寒。

《本草求真》曰："凡一切病之属于气逆，而见胸腹不快者，皆宜用此。功与木香、香附同为一类。"通过比较乌药不同提取物的镇痛作用，得出乌药、醋制乌药的水提液和醇提液均具有镇痛作用，且醋制乌药的镇痛作用优于乌药。

常用量为 6g。

4. 玫瑰花

玫瑰花味甘、微苦，性温。归肝、胃经。

功效：理气解郁，和血散瘀。

《本草正义》曰："玫瑰花，香气最浓，清而不浊，和而不猛，柔肝醒胃，流气活血，宣通窒滞而绝无辛温刚燥之弊，断推气分药之中最有捷效而最为驯良者，芳香诸品，殆无其匹。"而用于理气疏肝时，因其有活血之性，用量宜小，一般不超过 6g。此外，柴嵩岩教授临床很少对青少年患者用此药，而成年后可用之。因柴嵩岩教授认为玫瑰花有漂浮之性，而青少年血海本易扰动，故不用之。世人喜用玫瑰花代茶饮，以求养颜之效，柴嵩岩教授不甚赞同，药皆有偏性，本品偏温，久用动血伤阴，尤其是月经先期、月经量多者慎用。

常用量为 6g。

5. 绿萼梅

绿萼梅味微酸、涩，性平。归肝、胃、肺经。

功效：疏肝解郁，和中化痰。

肝阳偏亢的诸多肝经症状，此时若用香附之类，其辛温之性在疏肝理气的同时必伤阴；故对此类患者，选用绿萼梅，既能疏肝解郁又无伤阴之弊。

常用量为6g。

十、祛湿药

1. 茯苓
茯苓味甘、淡，性平。归心、肺、脾、肾经。

功效：利水渗湿，健脾宁心。

《本草纲目》曰："茯苓气味淡而渗，其性上行，生津液，开腠理，滋水源而下降，利小便，故张洁古谓其属阳，浮而升，言其性也；东垣谓其为阳中之阴，降而下，言其功也。"

常用量为10g。

2. 茯苓皮
茯苓皮味甘、淡，性平。归肺、脾、肾经。

功效：利水消肿。

《本草纲目》中记载茯苓皮可治"水肿肤胀"，"开水道，开腠理"。

研究表明茯苓皮醇提取物具有较好的利尿效果。

常用量为10g。

3. 薏苡仁
薏苡仁味甘、淡，性凉。归脾、胃、肺经。

功效：利水渗湿，健脾止泻，除痹，排脓，解毒散结。

《本草经疏》曰："性燥能除湿，味甘能入脾补脾，兼淡能渗湿，故主筋急拘挛不可屈伸及风湿痹，除筋骨邪气不仁，利肠胃，消水肿令人能食。"《本草新编》曰："最善利水，不至损耗真阴之气，凡湿盛在下身者，最适用之。"

薏苡仁常与川芎相配伍。柴嵩岩教授对于 PCOS 患者常用薏苡仁以健脾利湿走下，用量较大，多为 15 ～ 20g，与川芎合用，后者用量一般不超过 6g。用川芎之温性制薏苡仁之凉性，而薏苡仁味厚下沉，制川芎上行之性，二者合用，下行血海，通利之效明显增强。对 PCOS 而言，柴嵩岩教授常用于患者经治疗后血海充实之时，以因势利导促其排卵。

常用量为 15 ～ 20g。

4. 冬瓜皮

冬瓜皮味甘，性凉。归脾、小肠经。

功效：利尿消肿。

冬瓜皮常与泽兰合用，治疗黑棘皮症，泽兰活血通利化瘀，冬瓜皮健脾渗湿通利。《本草纲目》言泽兰"养营气，破宿血"，《本草再新》载冬瓜皮"走皮肤，去湿追风，补脾泻火"，二药合用而祛皮肤之邪瘀留着。

常用量为 10 ～ 15g。

5. 泽泻

泽泻味甘、淡，性寒。归肾、膀胱经。

功效：利水渗湿，泄热，化浊降脂。

《药品化义》曰："除湿热，通淋浊，分消痞满，透三焦蓄热停水，此为利水第一良品。"《本草汇言》曰："利水之主药。利水，人皆知之矣；丹溪又谓能利膀胱、包络之火，膀胱包络有火，病癃闭结胀者，火泻则水行，行水则火降矣，水火二义，并行不悖。"

常用量为 6g。

6. 车前子

车前子味甘，性寒。归肝、肾、肺、小肠经。

功效：清热利尿通淋，渗湿止泻，明目，祛痰。

菟丝子和车前子：菟丝子味辛、甘，性平，为"补脾、肾、肝三经要药"，善补肾阳而不似淫羊藿、蛇床子之温动，常与车前子配伍，补肾健脾，温阳化湿，补而不滞。

路路通和车前子：路路通善疏肝理气，化瘀而通经，配车前子清利湿热，加强活血、化瘀、通利之功，针对 PCOS 痰瘀互结之病理基础。

丝瓜络和车前子：柴嵩岩教授认为丝瓜络善化痰通络之性契合 PCOS 卵巢的局部病理改变，与车前子配合，以期改善 PCOS 的卵巢功能。

常用量为 10g，注意包煎。

7. 瞿麦

瞿麦味苦，性寒。归心、小肠经。

功效：利尿通淋，活血通经。

《本草正义》曰："其性阴寒，泄降利水。"

常用量为 6g，柴嵩岩教授常在排卵前应用此药，通利活血走下，但有妊娠可能者应禁用。

8. 茵陈

茵陈味苦、辛，性微寒。归脾、胃、肝、胆经。

功效：清利湿热，利胆退黄。

《本草经疏》言茵陈"苦寒能燥湿除热……除湿散热结之要药也"。苔厚腻者常用此药。

常用量为 10 ～ 12g。

9. 泽兰

泽兰味苦、辛，微温。归肝、脾经。

功效：活血调经，祛瘀消痈，利水消肿。

柴嵩岩教授认为泽兰为走脾经之药，脾主肌肉，其对于病在皮肤的瘀滞效佳，因此常用来治疗黑棘皮症。与冬瓜皮相伍，可祛皮肤之湿瘀留着；与川芎相配，川芎上达颠顶，下入血海，走而不守，二药合用，可加强泽兰走脾经之力。

常用量为 10g。

10. 佩兰

佩兰味辛，性平。归脾、胃、肺经。

功效：芳香化湿，醒脾开胃，发表解暑。

治疗 PCOS 患者常用佩兰化其湿浊。可与荷叶、茵陈共用。

常用量为 3 ～ 5g。

11. 丝瓜络

丝瓜络味甘，性平。归胃、肺、肝经。

功效：祛风，通络，活血，下乳。

《本草纲目》曰："能通人脉络脏腑，而去风解毒，消肿化痰，祛痛杀虫，治诸血病。"

常用量为 10g。

十一、止血药

1. 大蓟、小蓟

大蓟、小蓟味甘、苦，性凉。归心、肝经。

功效：凉血止血，祛瘀消肿。

《备急千金要方》曰："崩中下血：大、小蓟根一升，酒一斗，渍五宿，任饮。亦可酒煎服，或生捣汁。温服。"

常用量为 10 ～ 15g。

2. 侧柏炭

侧柏炭味苦、涩，性寒。归肺、肝、脾经。

功效：凉血止血，化痰止咳，生发乌发。

《本草从新》曰："最清血分湿热，止吐衄崩淋，肠风尿血，血痢，一切血证，去风湿诸痹，历节风痛，涂汤火伤，生肌杀虫，炙罨冻疮。汁，乌须发。丹溪以为补阴要药，然终属苦寒燥涩之品。唯血分有湿热者，以此清之为宜。若真阴虚者，非所宜也。"

常用量为 10g。

3. 仙鹤草

仙鹤草味苦、涩，性平。归心、肝经。

功效：收敛止血，截疟，止痢，解毒，补虚。

常用量为 10g。

4. 地榆炭

地榆炭味苦、酸、涩，性微寒。归肝、大肠经。

功效：凉血止血，解毒敛疮。

地榆炭性寒酸涩，凡虚寒性出血或有瘀者慎用。

常用量为 10g。

5. 藕节

藕节味甘、涩，性平。归肝、肺、胃经。

功效：收敛止血，化瘀。

《本草纲目》曰："消瘀血，解热毒。"《本草求真》曰："藕节味涩，同生地汁、童便，善止一切吐衄血症。"

常用量为 5 ～ 6g。

6. 蒲黄炭

蒲黄炭味甘，性平。归肝、心包经。

功效：行血消瘀，止血。

《本草纲目》曰："凉血活血，止心腹诸痛。"《神农本草经》曰："心腹膀胱寒热，利小便，止血，消瘀血。"

常用量为 6g。

第四章

中医调摄原则

4

第一节　多囊卵巢综合征的饮食宜忌

世界卫生组织指出："人的健康和寿命，60% 取决于自己，15% 取决于遗传因素，10% 取决于社会因素，8% 取决于医疗条件，7% 取决于气候的影响，而取决于个人的因素，生活方式是疾病的主要因素。"饮食作为生活方式十分重要的一种构成因素，在致病因素中占有非常重要的地位。近年来越来越多研究和指南推荐，把饮食干预疗法作为 PCOS 的一线治疗措施。PCOS 患者中医辨证多属以脾肾不足、湿浊结聚为主。在药物治疗的同时，于平日饮食中若能做到寓医于食、审因施食，对于疾病的治疗则能起到事半功倍的效果。

一、适宜的食物

1. 健脾食物

PCOS 的核心病机是肾、脾、肝三脏功能失调，而致肾 – 天癸 – 冲任 – 胞宫轴功能紊乱。脾胃为后天之本，若脾阳不足，则运化失司，精微不布，无法下滋肾水，可致卵泡发育停滞，故见月水失调，终致不孕。若可于饮食中健脾养胃，则于疾病的康复大有裨益。

（1）山药

味甘，性平，归脾、肺、肾经。首载于《神农本草经》，名为薯蓣，列为上品，言其"补中，益气力，长肌肉，久服耳聪目明，轻身，不饥，延年"。《本草经读》曰："能补肾填精。"《金匮要略》即以薯蓣丸治疗"虚劳诸不足，风气百疾"。山药药性平和，可补脾、肺、肾三脏，又兼利湿，滑润亦可收涩。以山药调补脾胃，可使脾土强健，痰湿得运。

（2）栗子

味甘、咸，性温，归脾、胃、肾经，养胃健脾，补肾强筋。《玉楸药解》提到"脾色黄，宜食咸……栗补中益气，充虚宜馁，培土实脾，诸物莫逮"；《名医别录》提到栗子"主益气，厚肠胃，补肾气"。其中栗壳里呈扁形的栗子仁名为栗楔，又为活血通经之良药。《本草纲目》记载："以栗子及粳米熬制栗子粥具有益气、厚肠胃之效。"

（3）南瓜

味甘，性温，归脾、胃经，补中益气，益心敛肺。从现代营养学角度分析，南瓜富含胡萝卜素、B族维生素、维生素C和钙、磷等成分，可促进消化道吸收，其所富含的果胶又可保护胃肠道黏膜免受粗糙食物刺激。烹调宜采用蒸、煮、熬粥等法。

2. 利水食物

PCOS以脾肾不足为本，而痰湿内生阻滞胞络为标。多食利水消肿之食物如冬瓜，可促进水液代谢，调畅一身气机。

冬瓜

味甘，性凉，有利水、消痰、清热之功效。《名医别录》曰："主治小腹水胀，利小便，止渴。"但冬瓜性凉，脾胃虚寒者应少食。

3. 减脂食物

（1）山楂

味酸、甘，性微温，归脾、胃、肝经，消食健胃，行气散瘀。多用于肉食积滞。《本草纲目》曰："化饮食，消肉积，癥瘕，痰饮痞满吞酸，滞血痛胀。"现代药理研究表明，山楂对高脂血症、高血压等疾病有良好的疗效，可促进体内脂肪代谢。脾虚及牙疾者应慎服。

（2）决明子

味甘、苦、咸，性微寒，归肝、大肠经，清热明目，润肠通便。现代药理研究证实，决明子对血脂异常有显著的治疗作用，服法以代茶饮为佳。

（3）荷叶

味苦，性平，归肝、脾、胃经，清热解暑，升发清阳，凉血止血。《滇南本草》曰："上清头目之风热，止眩晕，清痰，泄气，止呕，头闷疼。"以荷叶与冬瓜配伍，消肥功效颇佳。荷叶既可代茶饮，也可用以包裹食材，使药力融入食物之中。

二、不适宜的食物

1. 高升糖指数食物

升糖指数也称为血糖生成指数，是指在标准定量下（一般为50g）某种食物中碳水化合物引起血糖上升所产生的血糖时间曲线下面积和标准物质（一般为葡萄糖）所产生的血糖时间曲线下面积之比值再乘以100，它反映了某种食物与葡萄糖相比升高血糖的速度和能力。它是反映进食引起人体血糖升高程度的指标，目前临床中对糖尿病患者的饮食参考具有指导性的作用。

多囊卵巢综合征因其特有的胰岛素抵抗的发病特点，在临床中与糖尿病有着些许相似之处。对于高胰岛素血症的 PCOS 患者，对其进行升糖指数较高食物摄入的干预往往至关重要。高升糖指数食物的摄入容易引发代谢综合征。糖在肝脏中代谢，肝脏将其转化为脂肪，升高甘油三酯，从而造成胰岛素抵抗，干扰正常代谢。现代人常食的零食及部分水果中含有大量的糖类，过多的摄入可直接引起糖代谢的紊乱，引起肥胖及胰岛素抵抗。而肥胖本身对 PCOS 的发病就是一大危险因素。

中医学中，"甜味"多归属于四性五味中的"甘味"，甘能补、能缓、能和，具有补虚、缓急止痛、调和药性、缓和药性等功效。但古人有云"中满忌甘"。甘味多腻膈碍胃，令人中满，凡湿阻、食积、中满气滞者勿用甘味。多囊卵巢综合征虽在中医中无对应病名，但柴嵩岩教授归纳其病因病机主要为以脾肾不足为本，痰浊阻滞为标。此类患者若复食甘味食物，则易加重脾胃气虚，运化无力则生痰湿，生化乏源而致瘀血，痰瘀互阻加重而生浊邪，浊邪积瘀腠理、肌肉、胞宫、血脉，则导致肥胖、痤疮、闭经或月经不调、排卵障碍等病症。

在日常生活中，常见的高升糖指数食物有：

（1）五谷类：白饭、馒头、拉面、糯米饭等。

（2）肉类：贡丸、肥肠、蛋饺等。

（3）蔬菜：薯蓉、焗薯等。

（4）水果：西瓜、荔枝、龙眼、凤梨、枣等。

（5）糖及糖醇类：葡萄糖、砂糖、麦芽糖、汽水、柳橙汁、奶茶、蜂蜜等。

对于多囊卵巢综合征患者或此疾病高危人群，这些食物在日常饮食中需要尽量避开。

2. 高脂肪性食物

高脂肪性食物可影响 PCOS 患者的脂代谢。大量研究表明白色脂肪组织具有强大的内分泌功能，能通过多种途径影响女性内分泌和代谢。脂肪组织分泌的细胞因子能直接影响卵巢和肾上腺的功能，干扰甾体激素的代谢，使卵泡膜细胞更易受 LH 的影响，产生高雄激素血症、高胰岛素血症等内环境紊乱，引起或加重 PCOS 的发病。大量的脂肪及肥胖都可致胰岛素抵抗，大量脂肪的摄入可使血浆游离脂肪酸增多，影响外周组织对胰岛素的敏感性，形成胰岛素抵抗。

多囊卵巢综合征患者本身脾胃虚弱，无法运化肥甘厚腻之物，反生痰湿，阻滞于血脉中，同时过食肥甘厚腻使得脾失健运，多余脂质代谢不出而生"浊脂"，阻塞肌肤可表现为皮肤油腻、痤疮、多毛；痰浊壅盛，膏脂充溢可见形体肥胖；存于血脉，流注下焦，久而成痰浊、血瘀，痰借血体，血借痰凝，痰瘀互结，胶结血脉，滞于冲任，阻塞气血正常流通，久而久之，则成闭经。且膏浊滞于下焦，卵巢可增大、呈灰白色、白膜增厚，成多囊性改变，此皆为 PCOS 征象。

在日常生活中，常见的高脂肪性食物有：

（1）快餐类食品：比萨、汉堡、手抓饼等。

（2）油炸及烧烤类食品：薯条、油条、炸鸡、羊肉串等。

（3）肉和肉制品：猪肉、羊肉、午餐肉、香肠、培根等。

（4）零食：巧克力、饼干、薯片、坚果等。

（5）糕点：奶油蛋糕、面包、芝士蛋糕、酥饼等。

多囊卵巢综合征患者在日常生活中应尽量克制自己食用同类型食物。

3. 寒性食物

人在生活中各种功能的发挥都需要消耗能量，包括吃饭、消化食物，也必须有热量支持。蛋白质、碳水化合物和脂肪这三种物质都是以大分子形式存在的，在人体中必须分解成小分子才能吸收，这个过程必然需要消耗热量。不同的食物"食物热效应"不同。若食物为寒凉生冷之物，在消化的过程中消耗的热量就会更多，易影响我们正常饮食所依赖的糖脂代谢，久而久之，导致代谢紊乱，继而发生多囊卵巢综合征。

多囊卵巢综合征患者因其脾肾两虚的特点，本就对各脏腑失于温煦，易同时出现大便稀溏、腰酸腰痛等肾阳虚证，若再进食寒凉生冷之物，一则加重脾胃运化负担，使得运化无力，则生寒湿，阻滞于胞脉；二则损伤机体阳气，使肾失温煦，水运失常，无以气化，胞宫失司，卵泡生成及排出受阻，而致排卵障碍。且寒邪易生瘀血，瘀血阻滞胞脉，脉络不通，导致经血无可下，故可发生闭经及月经不调诸症。

较为常见的寒凉食物我们主要需要控制以下两种：

（1）冷饮类：冰水、冰咖啡、冰奶茶、冰淇淋、雪糕等。

（2）海鲜类：螃蟹、蛤蜊等。

尤其是炎热的夏季，更不能贪凉，此时寒热交错，更易损伤脾胃气机、耗伤阳气。

4. 辛辣刺激食物

目前尚无科学研究指出辛辣刺激食物对于多囊卵巢综合征的发病有影响，但有研究指出，喜辛辣刺激食物为痤疮发病的独立危险因素，对痤疮发病具有一定影响。虽然有研究发现辣椒素（辣椒的活性成分）能够通过减少堆积及加快分解和排泄的方式降低有害胆固醇水平，从而改善一系列与心脏和血管健康有关的疾病，但临床中往往并不建议人们过量食用辣椒。合理的饮食结构需要做到平衡，辣椒并不能代替经过临床检验的药品。

"辛"能散能行，有发散、行气、活血等作用。然辛味药物多辛散燥烈，易耗伤气阴。虽然多囊卵巢综合征患者临床中不单单辨为热证，但日常饮食仍需考量。因其病理因素为痰湿，其性黏滞，故过食辛辣刺激食物可蒸腾水液，使其黏滞状态不解反重，加重病情。且《素问·至真要大论》有云："夫五味入胃，各归所喜，故酸先入肝，苦先入心，甘先入脾，辛先入肺，咸先入肾。"如果长期偏嗜某种食物，就会导致相应所入之脏气偏盛，功能活动失调而引发疾病。若多食辛辣食品，辛入肺，导致肺气偏盛，肺伤己所胜，导致肝气虚弱，而致肝不藏血，肆虐妄行，可致妇女崩漏，此也可见于多囊卵巢综合征患者中。

多囊卵巢综合征患者在日常生活中主要需要注意控制辣椒、葱、姜、韭菜、蒜、香菜、胡椒、洋葱等辛辣刺激食物的摄入，在日常饮食的健康与口味中掌握平衡。

5.酸性食物

在当今食物化学研究中，食物可以分为酸性食物和碱性食物。现在多数研究人员秉持着"食物酸碱平衡论"，即我们在饮食安排中需讲究酸碱两类食物的均衡。如果酸性食物，特别是肉类摄入过多，很容易使人变成酸性体质。酸性体质是酸碱失衡后的产物，它对人体的健康是很不利的。虽然这种观点仍有争议，但消化功能不良的人应该尽量避免过度摄取酸性食物还是存在一定的共识。

中医学认为，"酸味"能收能敛，有收敛固涩作用。多囊卵巢综合征患者本以闭经、排卵障碍等"闭证"为主要症状，体内痰湿困阻，运行不畅，黏滞不行，本应给其脾胃及血运适当的动力，若再加以酸味进行收敛固涩，则会加重痰湿凝滞，脉络失运，气化失司，排卵无力，从而加重病情。在日常生活中，PCOS 患者尤其要注意醋、柠檬、橘子等酸味食物的摄入。

6.其他

（1）玫瑰花

玫瑰花味甘、微苦，性温，归肝、脾两经，理气解郁，和血散瘀。《药性考》中言其"行气破积，损伤瘀痛，浸酒饮"。因其入血分，横走肝脾两经，故不适合用于多囊卵巢综合征患者的日常饮食中，恐其动血太过而不制，反耗伤阴血，加重病情。

（2）鸽子

《本草纲目》曰："鸽子善于交合。"《本草纲目拾遗》指出："其性淫，雌雄相交，且必四五次，故房求用之；助阳道，健腰膝，补命门，暖水脏。"鹌鹑、虾皮亦属此类，均有兴阳的作用。现在也有研究表明，在禽类中，只有鸽子的胃中可见与人体泌乳素一致的分子，故现在临床中对高泌乳素血症的治疗也不建议患者食用鸽子。因其兴阳，故多囊卵巢综合征患者不可食用，PCOS 患者肾气不足，此时兴阳，恐耗伤肾气，无法挽救。

第二节 多囊卵巢综合征的调护

PCOS 的调护是在中医理论的指导下，对 PCOS 患者的生活方式、日常饮食等进行干预，达到与药物治疗相配合的目的。

1. 控制体重

有调查显示，54% 的多囊卵巢综合征患者存在肥胖体质（BMI ≥ 30kg/m²），并且通常表现为腹型肥胖。所以控制体重是 PCOS 调护的重要方面。2018 版《多囊卵巢综合征中国诊疗指南》中更是将生活方式的调整作为 PCOS 患者的首选基础治疗，包括控制饮食、运动和行为干预。柴嵩岩教授十分认同生活方式的调整在治疗中的重要性。

《傅青主女科》载："妇人有身体肥胖，痰涎甚多，不能受孕者，人以为气虚之故，谁知是湿盛之故乎……而肥胖之湿，实非外邪，乃脾土之内病也……不知湿盛者多肥胖，肥胖者多气虚，气虚者多痰涎……脾不能受，必浸润于胞胎，日积月累……且肥胖之妇，内肉必满，遮隔子宫，不能受精，此必然之势也。"此段有关肥胖妇人不孕的描述可与多囊卵巢综合征患者互参。柴嵩岩教授对 PCOS 患者辨证多为脾肾两虚，痰湿内阻。肾主水，脾主运化，脾肾两虚，水液运化功能失常，痰湿内生，蕴结胞宫胞脉，从而发生月经不调、不孕；痰湿蕴于腹部、肢体、四肢，造成肥胖。柴嵩岩教授认为 PCOS 患者的肥胖主要是由于内分泌失调所致，所以应当以调节其内分泌为主，内分泌水平恢复正常，体形肥胖自然会得到改善。当然，肥胖与病情紧密相连，体重减轻会使 PCOS 患者的病情得到改善。所以在临床中，柴嵩岩教授鼓励患者适量运动，如散步等，但要掌握好运动的"度"，不提倡节食减肥或剧烈运动。PCOS 患者病程较长，以本虚为主，适当活动有助于振发阳气，推动水液运化，但伴随大量汗出的过量运动恐伤阴液，加重本虚；另外，津能载气，过劳伤气，反不利于疾病康复。节食减肥本身更是损伤脾胃，恐加重病情。

在饮食方面，忌生冷油腻食物。过食生冷油腻食物损伤脾胃，加重运化功能障碍，加重痰湿内生。

此外，在与患者日常沟通中，鼓励患者控制体重，不断进行健康教育，增加患者对疾病的认知，明确肥胖的危害性，增强患者减重信心，这也是柴嵩岩教授十分重视的。

2.血糖、血脂调整

代谢综合征是一组内分泌紊乱症候群，主要临床表现是胰岛素抵抗、高胰岛素血症、糖耐量异常、高血压、粥样脂质代谢异常，是 2 型糖尿病和心血管疾病的高危因素，其中心环节是胰岛素抵抗。PCOS 代谢疾病的基础也是胰岛素抵抗，可进一步发展为代谢综合征，因此两者具有高度重合性。在 PCOS 患者中筛查出代谢综合征的高危人群，对早干预、早管理、早治疗有着重要的意义。PCOS 患者常伴有脂代谢异常，以总胆固醇（TG）水平升高和高密度脂蛋白（HDL）水平降低为主要特征，与 BMI 无绝对关系。此外，PCOS 患者常伴有肥胖和胰岛素抵抗，这均能加重脂代谢异常。因此通过测定 TG、HDL 能反映及监测胰岛素抵抗和脂代谢异常。

除了日常检测血糖、血脂水平外，需通过低糖、低脂、高纤维素饮食的摄入，以不饱和脂肪酸代替饱和脂肪酸的方式，降低脾胃运化的负担以调护 PCOS。

3.定期检查项目

多囊卵巢综合征的患者还需定期检查如下项目：

（1）女性激素六项

对于表现为月经稀发甚至闭经的 PCOS 患者，在早卵泡期查性六项激素以明确 FSH、LH、T 的变化情况，评估治疗效果。此外，对于闭经的患者，随机检查性六项激素，通过 FSH、LH、P、E_2 的数值，能判定患者处于周期中的哪一时期，进而判断有无排卵，推断治疗效果，决定下一步诊疗计划。对于表现为异常子宫出血的患者，检查女性激素有助于明确日期，在止血同时兼顾周期情况，以利于个体化论治。

（2）B 超

对于月经稀发甚至闭经的患者，行 B 超检查除了对比双卵巢小卵泡个数以判断治疗效果外，更能明确内膜情况。特别是对于久不行经的患者，必要时利用激素治疗，产生撤退性出血，防止内膜在单一雌激素作用下产生病变。对于表现为异常子宫出血的 PCOS 患者，检查 B 超的意义除上述对比卵巢小卵泡个数外，通过内膜厚度及回声情况判断是否需要手术干预，必要时应行宫腔镜探查术并取病理标本，预防内膜病变。

第五章

验案分析

5

一、脾肾两虚，痰湿内蕴案

陈某，女，32 岁，已婚。初诊日期：2011 年 11 月 12 日。

主诉：月经错后 10 余年。

现病史：14 岁初潮，既往月经（5～6）天 /30 天，量中，无痛经，自诉 18 岁受凉后，月经转为（5～6）天 /（30～60）天，于当地医院就诊，诊断为疑似多囊卵巢综合征，予口服达英 –35 结合格华止治疗至今，并间断口服中药治疗，现月经控制在（5～6）天 /（30～40）天，末次月经：2011 年 10 月 14 日。刻下症：目干，皮肤干，二便调。舌肥淡，苔滑，脉细弦。

既往史：G0，结婚 5 年，未避孕未孕 1 年余。

辅助检查：

2011 年 4 月 13 日查 B 超：双侧卵巢多囊样改变。

2011 年 4 月 25 日查性激素：FSH 5.6IU/L，LH 16.24IU/L，E_2 168.45pmol/L，T 2.85nmol/L。

西医诊断：疑似多囊卵巢综合征，原发性不孕症。

中医诊断：月经后期。

辨证：脾肾两虚，痰湿内蕴。

治法：补肾健脾，养血通利。

方药：

冬瓜皮 15g	生薏苡仁 15g	山 药 15g	当 归 10g
茜草炭 12g	炒蒲黄 10g	车前子 10g（包煎）	杜 仲 10g
龙眼肉 12g	川 芎 5g	茯 苓 10g	郁 金 6g

20 剂

二诊：2011 年 12 月 31 日。

末次月经：2011 年 11 月 27 日，基础体温单相，少量带下，2011 年 12 月 6 日阴道少量出血，夜尿多，每晚 2 次，大便可。

舌嫩，脉细滑。

方药：

车前子 10g (包煎)	茯 苓 10g	生薏苡仁 20g	柴 胡 5g
百 部 12g	当 归 10g	白 术 10g	炒蒲黄 10g
太子参 15g	夏枯草 12g	川续断 15g	蛇床子 3g
龙眼肉 12g	香 附 10g		

20 剂

三诊：2014 年 1 月 4 日。

2012 年 9 月 29 日顺产 1 女婴，产后月经错后，末前次月经：2013 年 11 月 11 日，末次月经：2014 年 1 月 4 日。现偶有腰酸，心烦，纳可，眠欠安多梦，二便调。

舌肥暗，齿痕重，脉细滑。

方药：

冬瓜皮 20g	茵 陈 12g	川 芎 5g	当 归 10g
夏枯草 12g	砂 仁 3g	茯 苓 10g	钩 藤 10g
合欢皮 10g	菟丝子 15g	香 附 10g	月季花 6g
郁 金 6g	车前子 10g (包煎)	玉 竹 10g	

20 剂

【分析】患者既往月经错后、不孕，查 LH/FSH > 2，B 超示双卵巢多囊样改变，考虑为多囊卵巢综合征。

《圣济总录》云："女子无子，由于冲任不足，肾气虚弱故也。"《医宗金鉴·妇科心法要诀》记载："女子不孕之故，由其伤冲任也……或因体盛痰多，脂膜壅塞胞中而不孕。"《丹溪心法》记载："若是肥盛妇人，享受甚度，恣于酒食，经水不调，不能成胎，为之躯脂满溢，闭塞子宫，宜行湿燥痰。"因此常将女性月经紊乱归因于肾－天癸－冲任－胞宫轴功能失常，与肾、脾、肝三脏关系密切，临床常见病机为脾肾两虚。患者受凉后出现闭经，寒邪损伤脾气，脾之运化功能失常，故不能运化水液，痰湿内停，阻滞气机，导致正常津液不能濡养四肢百骸，故见目干、皮肤干涩。舌肥淡，苔滑，均为痰湿之象。本患者辨为脾肾两虚、痰湿内蕴证。方以冬瓜皮、薏苡仁、山药共用为君，取其健脾利湿之功，臣以茯苓、车前子增强化湿利湿之效，龙眼肉增强健脾之效；杜仲一味性温亦为臣药，既能补益肝肾，又有助于行气。气滞湿阻易致血行不畅，出现瘀血，佐药予川芎、当归活血化瘀。

至第二诊，患者夜尿多，结合患者既往受凉病史，考虑损伤肾阳，膀胱失于温煦故夜尿多，加性温之蛇床子、香附达温肾阳之功。患者经后期出现阴道出血，予炒蒲黄止血化瘀。而后经治成功妊娠生女。

至第三诊，患者舌肥暗，齿痕重，湿象明显。冬瓜皮重用为君，增强利湿之功；患者腰酸，腰为肾之府，此为肾虚之象，选用菟丝子补肾，亦为臣药，患者心烦、多梦，考虑为肝气郁滞，气郁化火，臣以郁金、合欢皮、月季花疏解肝郁，佐药用钩藤、夏枯草清热；患者见舌肥暗，齿痕重，考虑湿与热结，加茵陈一味亦为佐，治以清热利湿。

纵观疾病发展及柴嵩岩教授诊治过程，可总结如下经验：①多囊卵巢综合征的形成，论实性病机，常责之于湿，湿性黏腻，导致卵泡排出受阻，可致本病。②因女性特质"心中多怫郁"，治疗妇女疾病常须注重保持肝气舒畅。

二、脾肾两虚，湿瘀互结案

李某，女，32岁，已婚。初诊日期：2017年11月4日。

主诉：胎停清宫术后17日，月经错后10年。

现病史：14 岁初潮，既往月经 6/30 天，量中色暗，10 年前因工作劳累后出现月经错后，月经转为 6 天 /(30 ～ 60) 天，量中色暗，偶有血块及痛经。2016 年于当地医院查性激素、B 超后诊断为 PCOS，间断服中药调理，并曾于 2016 年 10 月于当地医院注射 HCG 促排卵，未受孕。末前次月经：2017 年 5 月底，末次月经：2017 年 7 月 9 日，2017 年 8 月中旬查血 HCG（＋），2017 年 9 月 12 日查 B 超可见胎芽胎心，2017 年 10 月 16 日查 B 超示胚胎停育，2017 年 10 月 19 日行清宫术。平素偶有带下量多，色黄，有异味，时有腰酸，纳可，入睡困难，小便可，大便质黏腻，1 ～ 2 次 / 日，偶伴腹泻。舌肥淡，脉细，口唇紫绀。

既往史：G2P0，2015 年 8 月自然流产 1 次，2017 年胎停育 1 次，近 1 个月禁性生活。自诉爱人精液、夫妻双方染色体均未见异常。

辅助检查：

2017 年 9 月 21 日查性激素：FSH2.3IU/L。

西医诊断：多囊卵巢综合征。

中医诊断：月经后期。

辨证：脾肾两虚，湿瘀互结。

治法：补肾健脾，活血利湿。

方药：

阿胶珠 10g	杜 仲 10g	菟丝子 10g	荷 叶 10g
白 术 10g	益母草 10g	浙贝母 10g	百 合 10g
川续断 10g	合欢皮 6g	蒲公英 10g	白头翁 10g

20 剂

【分析】患者月经错后 10 年，既往曾查性激素、B 超，符合多囊卵巢综合征表现。患者既往工作劳累，劳倦伤脾，脾气不足，运化失司，精微不布，推动乏力，致使痰湿内生，郁阻于内，经络气血不畅，可致卵泡发育停滞，经血不能以时下。肾为先天之本，脾为后天之本，二者互相资生、互相影响，脾虚日久及肾，则肾之精气渐亏。《女科经纶》说："女之肾脉系于胎，是母之真气，子之所赖也。"肾主生殖，为冲任之本，肾虚冲任失固，则胎元难固；《诸病源候论》云"凡胎儿不固，无非气血损伤之病"，脾主统血，脾虚气血生化乏源，无以养胎载胎，故见自然流产、胎停育等不良孕史。同时其不良妊娠史加重脾肾之虚，痰湿之郁，故见带下偶有量多色黄；湿浊之邪阻于肠道，则大便黏腻，偶有腹泻；湿蕴日久则气血瘀滞，经脉愈加不畅，在外则表现为口唇紫绀；腰为肾之府，肾虚则时有腰酸。舌肥淡，脉细，亦为脾肾两虚之症。四诊合参，此患者病性虚实夹杂，以脾肾两虚为本，湿瘀互结为标。

遣方以补肾健脾，活血利湿为则。方中杜仲补肝肾，强筋骨，补而不滞，《本草汇言》记载"凡下焦之虚，非杜仲不补；下焦之湿，非杜仲不利"，菟丝子性味甘平，归肝、肾、脾经，既能助阳，又能益精，不燥不腻，为平补肝、肾、脾三经之良药，二药相合，共为君药；川续断补肝肾，强筋骨，理血脉，白术健脾益气，燥湿利水，培补后天以养先天，二药相合为臣药，助君药补肾健脾；佐以阿胶珠滋阴补血，百合养阴润肺，清心安神，取其补肺启肾之意；益母草活血调经，行血养血，行血而不伤新血，养血而不滞瘀血，利尿消肿，利小便以实大便；考虑患者久病情志不畅，多有肝气郁滞，气机不畅，加合欢皮疏肝理气；同时考虑患者胎停清宫术后两周余，予白头翁、荷叶清热利湿解毒，蒲公英、浙贝母清热化痰散结，防止余留之湿滞内蕴生热。

二诊：2018年1月6日。

病史同前，末次月经：2018年1月5日，末前次月经：2017年12月23日，量中色暗，BBT单相改变（图5-2-1），纳眠可，二便调。

舌肥淡，脉沉细。

方药：

车前子12g^(包煎)　　益母草10g　　　地骨皮10g　　　茵　陈10g

荷　叶 10g　　　杜　仲 10g　　　瞿　麦 6g　　　川　芎 5g

枳　壳 10g　　　丝瓜络 10g　　　金银花 10g　　　三七粉 3g^{（分冲）}

20 剂

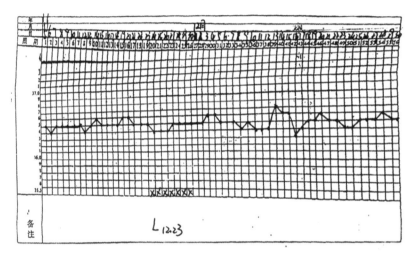

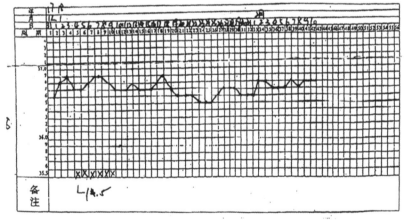

图 5-2-1　基础体温

【分析】初诊时嘱患者测量基础体温，患者近 2 个月基础体温单相，相对平稳，基础体温实质上是体内气血阴阳变化表现于外的一种反应，单相提示未排卵，即患者虽有月经来潮，但无受孕能力，亦说明其冲任血海亏虚。而此时患者处于早卵泡期，故遣方以通利为则，先祛其痰湿瘀之标，治以补肾活血，清热祛湿。方中车前子甘寒滑利，入下焦肝肾，有通利化痰利水之功，丝瓜络善化痰通络，瞿麦利水渗湿，活血调经，三药合用，通利冲任胞脉，改善卵巢局部痰湿瘀结之环境；杜仲补肝肾，强筋骨，同时取其走下之意；茵陈、荷叶清热渗湿利水，地骨皮滋阴清热，金银花清热解毒，枳壳理气疏肝，益母草、三七粉养血活血祛瘀，佐以川芎活血通络，引药归经。

三诊：2018 年 2 月 10 日。

病史同前，末次月经：2018 年 2 月 9 日，末前次月经：2018 年 1 月 5 日，量中色暗，未诉其他不适，纳眠可，二便调。

舌肥淡，脉细滑无力。

方药：

枸杞子 12g	薏苡仁 15g	茯　苓 10g	白　术 10g
川续断 15g	荷　叶 10g	冬瓜皮 15g	浙贝母 10g
川　芎 6g	杜　仲 12g	益母草 10g	当　归 10g

20 剂

四诊：2018 年 4 月 21 日。

病史同前，末次月经：2018 年 3 月 23 日，末前次月经：2018 年 2 月 9 日，量中色暗，BBT 单相改变，纳眠可，二便调。

舌肥淡，苔白，脉细滑。

辅助检查：

2018 年 2 月 11 日查性激素（月经第 3 天）：E_2 300.94pmol/L，FSH 6.01IU/L，LH 2.4IU/L，PRL 147.55mIU/L，T 3.23nmol/L。

2018 年 4 月 19 日查 B 超：子宫 4.9cm×5.2cm×4.4cm，内膜 1.0cm，宫颈囊肿。

方药：

覆盆子 12g	远 志 6g	当 归 12g	生甘草 5g
茯苓皮 10g	夏枯草 10g	杜 仲 12g	月季花 6g
茵 陈 10g	扁 豆 10g	泽 兰 12g	菟丝子 15g
川 芎 5g			

20 剂

五诊：2018 年 6 月 9 日。

病史同前，末次月经：2018 年 6 月 8 日，末前次月经：2018 年 4 月 30 日，量中色暗，经前 BBT 不典型双相改变（图 5-2-2），纳眠可，二便调。

舌淡，边齿痕，脉细滑。

方药：

枸杞子 10g	白 术 12g	荷 叶 10g	太子参 12g
川续断 15g	杜 仲 12g	菟丝子 15g	远 志 6g
生甘草 5g	肉 桂 2g	川 芎 6g	当 归 10g

20 剂

【分析】第三诊、第四诊患者基础体温仍为单相，但其脉象渐见滑象，提示其脾肾两虚之本仍在，但冲任血海渐复，故遣方以标本兼治为则，治以补肾健脾，祛湿活血。至第五诊，患者经前基础体温见不典型双相改变，提示患者局部湿瘀之邪渐化，冲任胞脉逐渐通畅，卵子得以温养推动而排出。此时可加补益脾肾之力，同时稍加温中壮阳之品以促进卵子发育成熟，故在补肾健脾的基础上，加少量肉桂补火壮阳，温通经脉，助阳育泡，助其氤氲之势；川芎、当归养血活血通经；甘草调和诸药之性。

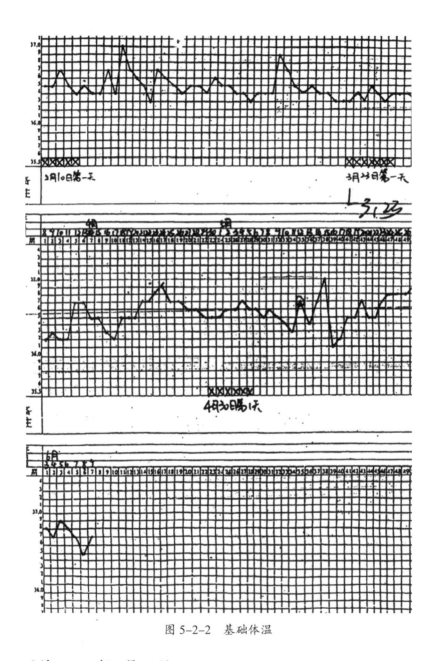

图 5-2-2　基础体温

六诊：2018 年 8 月 18 日。

病史同前，末次月经：2018 年 7 月 25 日，末前次月经：2018 年 6 月

8 日，量中色暗，经前 BBT 不典型双相改变，现已上升 2 天，纳眠可，二便调。

舌肥淡嫩，边齿痕，脉细滑。

方药：

当　归 10g	太子参 12g	月季花 6g	乌　药 5g
薏苡仁 15g	川　芎 5g	杜　仲 12g	茜　草 12g
茯　苓 12g	白　术 12g	蛇床子 3g	红　花 5g

20 剂（先服 1 周，经后继服）

七诊：2018 年 9 月 22 日。

病史同前，末次月经：2018 年 8 月 31 日，末前次月经：2018 年 7 月 25 日，量中色暗，经前 BBT 双相改变，纳眠可，二便调。

舌肥淡嫩，中心偏红，脉细滑。

辅助检查：

2018 年 9 月 3 日查性激素（月经第 4 天）：E_2 264.24pmol/L，FSH 5.36IU/L，LH 2.93IU/L，PRL 200.76mIU/L，T 1.60nmol/L。

方药：

柴　胡 3g	玉　竹 10g	茯　苓 10g	白　术 10g
青　蒿 6g	夏枯草 12g	浙贝母 10g	茅　根 10g
杜　仲 10g	山　药 10g	泽　泻 10g	冬瓜皮 10g
桂　枝 2g	三　棱 10g		

20 剂

八诊：2018 年 10 月 15 日。

停经 45 天。

病史同前，末次月经：2018 年 8 月 31 日，末前次月经：2018 年 7 月 25 日，量中色暗，经前 BBT 双相改变，现 BBT 上升 15 天，纳眠可，二便调。

舌淡，脉沉滑有力。

辅助检查：

2018 年 10 月 7 日查激素：HCG 62.19mIU/mL，P 132.03nmol/L。

2018 年 10 月 12 日查激素：HCG 1026.87mIU/mL，P 126.72nmol/L。

方药：

覆盆子 15g	白　术 10g	侧柏炭 12g	茯　苓 10g
荷　叶 10g	山　药 12g	芦　根 10g	椿　皮 6g
莲　须 6g	莲子心 3g		

14 剂

【分析】此时患者 BBT 上升 15 天，血 HCG 翻倍上升，当以补肾健脾，固冲安胎为则。故遣方以覆盆子、山药滋补肝肾、固冲安胎，白术、茯苓健脾渗湿、益气安胎，荷叶、椿皮燥湿清热，芦根清热生津，莲子心清心除烦；考虑患者既往不良妊娠史，予侧柏炭、莲须止血固涩，以防胎元不固而出血。此后患者规律就诊，定期复查血 HCG 及 B 超等，随症加减，逐渐减药至妊娠 25 周停药。

九诊：2018 年 10 月 27 日。

停经 57 天。

病史同前，末次月经：2018 年 8 月 31 日，现一般情况可，未诉明显不适，纳眠可，二便调。

舌肥嫩暗淡，边齿痕明显，脉沉滑有力。

辅助检查：

2018 年 10 月 25 日查激素：P 119.95nmol/L，HCG 94193mIU/mL。

2018 年 10 月 25 日查 B 超：子宫 6.7cm×5.7cm×3.9cm，宫内早孕 2.8cm×2.1cm×1.4cm。

2018 年 10 月 19 日：ANA（＋），抗 SM 弱阳性。

方药：

菟丝子 15g	冬瓜皮 10g	茯苓皮 10g	白　术 10g
枸杞子 15g	荷　叶 10g	覆盆子 15g	山　药 10g
佩　兰 3g	金银花 10g	芦　根 10g	莲　须 6g
苎麻根 10g	莲子心 3g		

14 剂

十诊：2018 年 11 月 8 日。

停经 70 天。

病史同前，末次月经：2018 年 8 月 31 日，一般情况可，未诉明显不适，患者自诉近日 BBT36.9℃左右，纳眠可，二便调。

舌肥，脉沉滑。

辅助检查：

2018 年 11 月 2 日查激素：HCG 143086.4mIU/mL。

2018 年 11 月 8 日查 B 超：子宫 7.4cm×6.7cm×5.3cm，胎囊 4.1cm×3.2cm×1.4cm，胎芽 1.5cm，可见胎心。

方药：

菟丝子 15g	茯苓皮 12g	生甘草 5g	苎麻根 10g
覆盆子 15g	莲子心 3g	椿　皮 5g	枸杞子 15g
金银花 10g	山　药 10g	荷　叶 10g	佩　兰 3g

14 剂

十一诊：2018 年 11 月 24 日。

孕 86 天。

病史同前，患者自诉血 HCG 190742mIU/mL，P 133.78nmol/L（时间不清），唇色暗，BBT 较稳定。

舌肥，苔腻干，齿痕明显，脉滑。

方药：

覆盆子 15g	白　术 10g	山　药 12g	荷　叶 10g

苎麻根 10g   茯 苓 10g   菟丝子 12g   枸杞子 15g

莲 须 6g   椿 皮 6g

20 剂

十二诊：2018 年 12 月 15 日。

孕 108 天。

病史同前，末次月经：2018 年 8 月 31 日，一般情况可，未诉明显不适，纳眠可，二便调。

舌淡肥嫩，色暗，苔白腻，脉细滑。

辅助检查：

2018 年 12 月 13 日查 B 超：宫内早孕，头臀长 6.7cm，NT1.6cm，羊水厚 4.1cm。

方药：

北沙参 12g   白 术 10g   苎麻根 6g   茯苓皮 10g

菟丝子 15g   泽 泻 10g   山 药 10g   大腹皮 10g

覆盆子 15g   荷 叶 10g

14 剂

十三诊：2019 年 1 月 12 日。

孕 19+ 周（孕 136 天）。

病史同前，末次月经：2018 年 8 月 31 日，一般情况可，未诉明显不适，纳眠可，二便调。

舌肥淡红，边轻度齿痕，左脉沉滑。

方药：

覆盆子 12g   白 术 10g   枸杞子 12g   茯苓皮 10g

菟丝子 12g   苎麻根 10g   莲 须 6g   桑白皮 10g

地骨皮 10g   荷 叶 10g

14 剂

十四诊：2019 年 1 月 26 日。

孕 21+ 周。

病史同前，末次月经：2018 年 8 月 31 日，一般情况可，未诉明显不适，纳眠可，二便调。

舌肥暗，苔黄，脉沉弦滑。

方药：

菟丝子 15g	侧柏炭 10g	荷 叶 10g	扁 豆 10g
苎麻根 10g	桑白皮 10g	茯苓皮 12g	覆盆子 15g
桔 梗 10g	山 药 10g	佩 兰 3g	泽 泻 5g
莲 须 6g			

14 剂

十五诊：2019 年 2 月 23 日。

孕 25+ 周。

病史同前，末次月经：2018 年 8 月 31 日，一般情况可，未诉明显不适，纳眠可，二便调。

舌肥暗，脉沉滑。

方药：

覆盆子 15g	荷 叶 10g	苎麻根 10g	莲子心 3g
茯 苓 10g	菟丝子 15g	白 术 10g	金银花 10g
桑 叶 10g	枸杞子 15g		

14 剂（3 天服 2 剂）

十六诊：2019 年 3 月 9 日。

孕 27+ 周。

病史同前，末次月经：2018 年 8 月 31 日，一般情况可，未诉明显不适，纳眠可，二便调。

舌肥暗，苔略腻，脉沉滑。

方药：

菟丝子 15g   苎麻根 10g   荷　叶 10g   陈　皮 10g

枸杞子 15g   白　术 10g   覆盆子 12g   桑白皮 10g

佩　兰 3g

6 剂

【分析】患者以月经错后为主诉，备孕多年，既往有两次不良妊娠史，辨证为脾肾两虚，湿瘀互结。结合其舌脉及基础体温，遣方先以治标为主，通利为则，待其湿瘀渐化，则血海渐复，再酌加健脾补肾以治其本；待其血海充盈，阴血渐复，酌加温肾助阳及活血通利之品，助其氤氲之势；妊娠后则以补肾健脾、固冲安胎为要，佐以清热渗湿化浊之品，结合舌脉，随症加减。

三、脾肾不足，痰湿阻络案

罗某，女，32 岁，已婚。初诊日期：2009 年 12 月 29 日。

主诉：月经稀发 2 年，未避孕未孕 2 年。

现病史：既往月经规律（4～5）天/（28～30）天，量中，痛经（+++）。2007 年开始无明显诱因出现月经稀发，月经（4～5）天/（3～6）个月。于当地医院就诊，诊断为 PCOS，予激素类药物口服调整周期（具体用药不详）及促排卵治疗，停药则月经不至，后间断口服中药治疗。末次月经：2009 年 12 月 23 日（中药），末前次月经：2009 年 8 月（CC+HMG+MPA）。刻下症：带下不多，纳眠可，二便调。舌暗，苔薄白腻，脉细滑。

既往史：结婚 6 年，2002 年药流 1 次，后工具避孕。2007 年开始未避孕求子，现已未避孕未孕 2 年。

辅助检查：

2009 年 2 月 26 日 查 性 激 素：FSH 3.73IU/L，LH 13.01IU/L，E$_2$ 78.42pmol/L，T 5.52nmol/L。

2009 年 3 月 10 日查 B 超：子宫 5.8cm×4.9cm×3.8cm，内膜 0.8cm，右卵巢 3.2cm×3.1cm×1.8cm，左卵巢 3.5cm×2.3cm×2.3cm，双卵巢多囊样改变。

西医诊断：多囊卵巢综合征，继发性不孕症。

中医诊断：月经稀发，断绪。

辨证：脾肾不足，痰湿阻络。

治法：健脾利湿通络。

方药：

车前子 10g（包煎）	丝瓜络 10g	远 志 5g	杏 仁 10g
川楝子 6g	瞿 麦 10g	当 归 10g	浮小麦 15g
薏苡仁 15g	桂 枝 2g	石 斛 10g	茜 草 10g

21 剂，并嘱患者监测基础体温

【分析】患者素体脾肾不足，水湿内蕴，湿聚成痰，痰阻胞络，故见多囊卵巢形成；脾肾不足，血海失养，冲任不调，故年久不孕。脾肾不足为其本，痰湿为其标，首诊先治其标，取其"开路"之意。治疗主以车前子、丝瓜络、远志、薏苡仁利湿通络；湿邪凝聚，血行不畅，痰阻胞络，故用当归、茜草、瞿麦、桂枝活血祛湿以通络；杏仁、川楝子调节气机，气行则血行，气行则湿散，也即柴嵩岩教授所谓"气化"之意；石斛性寒，善通痹，"痹"者闭也，用之治疗月经过期不至，取其通闭而不伤阴之效。

二诊：2010 年 1 月 26 日。

病史同前，末次月经：2009 年 12 月 23 日至 27 日，BBT 单相。

舌暗，苔薄白，脉细滑。

方药：

车前子10g^{（包煎）}	茜　草10g	当　归10g	川　芎5g
丝瓜络10g	月季花6g	百　合10g	玉　竹10g
石　斛10g	路路通10g	苏　木10g	延胡索10g
女贞子20g			

28剂

三诊：2010年3月2日。

病史同前，末次月经：2009年12月23日，BBT单相，无不适主诉，纳眠可，二便调。

舌绛暗，脉细滑。

方药：

车前子10g^{（包煎）}	川续断10g	香　附10g	白　术10g
薏苡仁15g	大腹皮10g	桃　仁10g	杜　仲10g
桂　枝2g	茜　草12g	菟丝子20g	

28剂

【分析】第二诊、第三诊继以养血活血通络为主，其中第三诊以菟丝子、杜仲、川续断三药并用，加强补肾走下力量，酌加活血通络之桂枝、茜草、大腹皮、桃仁等，其中桃仁专入肝经，直达病位，诸药合用以期卵泡发育并排卵。

四诊：2010年4月6日。

病史同前，末次月经：2010年3月26日，带经5天，量中，经前BBT不典型双相，现BBT为单相。

舌淡暗，苔白腻，脉细滑。

方药：

阿胶珠12g	月季花6g	百　合10g	杜　仲10g
香　附10g	远　志5g	苏　木10g	生甘草5g

蛇床子 3g　　　　茜　草 10g　　　川　芎 5g

28 剂

【分析】第四诊时患者月经已行，BBT 显示双相，为有排卵之月经，经后血海相对空虚，故以阿胶珠养血填精，杜仲、蛇床子补肾阳，茜草、川芎、苏木等活血通络。

五诊：2010 年 5 月 11 日。

病史同前，末次月经：2010 年 3 月 26 日，现 BBT 上升 2 天。

舌苔薄白，脉细滑。

方药：

乌　药 10g　　　枳　壳 10g　　　丹　参 10g　　　川　芎 5g

益母草 10g　　　川续断 15g　　　泽　兰 10g　　　车前子 10g^{（包煎）}

冬瓜皮 15g　　　当　归 10g　　　夏枯草 10g　　　川楝子 6g

21 剂，月经第 5 天服药

六诊：2010 年 5 月 25 日。

病史同前，末次月经：2010 年 3 月 26 日，BBT 上升 16 天，今日查尿 HCG（＋），无腹痛，无阴道出血，无恶心等不适，纳眠可，二便调。

舌苔薄白，脉细滑。

方药：

枸杞子 15g　　　黄　芩 10g　　　苎麻根 6g　　　莲　须 10g

山　药 15g　　　藕　节 15g　　　旱莲草 10g　　　百　合 10g

侧柏炭 10g　　　莲子心 3g

7 剂

【分析】第五诊时患者 BBT 已上升 2 天，考虑患者有妊娠需求，BBT 已上升提示已经排卵，用药需考虑本周期妊娠可能或自然月经来潮，故暂不用药干预，嘱咐患者月经第 5 天服药。第六诊时患者已妊娠，遵五诊医嘱前方未服用，此诊以益肾安胎为法。

四、脾肾不足，痰湿阻滞案

田某，女，28岁，已婚。初诊日期：2013年10月22日。

主诉：月经错后15年，未避孕未孕4年。

现病史：13岁初潮，既往月经不规律，（5～7）天/（1～6）个月，量少，无痛经情况。患者未予重视，未系统调理月经。2011年患者因结婚2年未避孕未孕就诊，外院检查后诊断为多囊卵巢综合征，未予治疗。末次月经：2013年8月28日，末前次月经：2013年6月12日。刻下未诉明显不适，纳眠可，二便调。舌嫩淡暗，苔白腻，脉沉细。

既往史：G0，结婚4年，未避孕未孕4年。患者体重90kg，身高165cm。

西医诊断：多囊卵巢综合征，原发性不孕症。

中医诊断：月经后期，无子。

辨证：脾肾不足，痰湿阻滞。

治法：健脾补肾化湿。

方药：

茯　苓15g	冬瓜皮30g	白扁豆12g	砂　仁3g
泽　泻6g	藿　香6g	夏枯草12g	川　芎5g
蛇床子3g	菟丝子15g	百　部10g	茜　草12g
月季花6g			

20剂

【分析】患者外院诊断明确，症状特点以月经错后量少，身体肥胖为主。舌象提示脾肾不足，痰湿阻滞，脉细提示肾气不足，血海不充。治疗应以健脾补肾化湿贯穿治疗始终。在治疗初期应侧重化痰湿，行瘀滞，测量基础体温，根据舌脉证及基础体温变化调整具体用药。

二诊： 2013 年 11 月 26 日。

病史同前，末次月经：2013 年 11 月 9 日，量少，末前次月经：2013 年 8 月 28 日。BBT 单相。

舌淡暗，苔薄白，脉细滑。

方药：

车前子 10g^(包煎)	桂　枝 3g	熟地黄 10g	丹　参 10g
浙贝母 10g	苦杏仁 6g	泽　兰 10g	月季花 6g
猪　苓 6g	北沙参 15g	冬瓜皮 15g	川　芎 5g
茜　草 12g	生甘草 5g		

20 剂

三诊： 2014 年 1 月 14 日。

病史同前，末次月经：2013 年 12 月 21 日，量少。BBT 单相。纳眠可，大便不成形、腹胀。

舌暗红，苔黄白，脉细滑。

方药：

芦　根 10g	黄　芩 10g	茵　陈 10g	女贞子 12g
月季花 6g	白梅花 6g	桃　仁 10g	泽　兰 10g
莱菔子 10g	生槐花 5g	白扁豆 10g	丹　参 10g
夏枯草 10g			

20 剂

四诊： 2014 年 3 月 11 日。

病史同前，末次月经：2014 年 1 月 30 日，量偏少，无痛经。BBT 单相。腹胀好转，小便略黄，大便已成形。

舌暗红，苔薄白，脉弦细滑。

方药：

北沙参 15g	浙贝母 12g	茵　陈 12g	郁　金 6g

天　冬 12g　　　石　斛 12g　　　夏枯草 12g　　　月季花 6g

川　芎 5g　　　　丹　参 12g　　　生甘草 6g　　　　大腹皮 12g

20 剂

五诊：2014 年 5 月 27 日。

病史同前，末次月经：2014 年 5 月 11 日，经量有所增加，末前次月经：2014 年 4 月 8 日。BBT 不典型双相。二便调，无其他不适。

舌嫩暗红，苔白，脉细滑。

方药：

北沙参 12g　　　浙贝母 10g　　　炒白术 10g　　　续　断 15g

泽　泻 10g　　　茯　苓 10g　　　茵　陈 10g　　　荷　叶 10g

盐杜仲 10g　　　菟丝子 15g　　　夏枯草 10g　　　益智仁 10g

车前子 10g^{（包煎）}冬瓜皮 15g　　　泽　兰 10g

20 剂

六诊：2014 年 7 月 8 日。

病史同前，末次月经：2014 年 6 月 16 日，经量可。BBT 不典型双相与单相交替出现。纳眠可，二便调，无其他不适。

舌嫩暗红，苔薄白，脉细滑。

方药：

北沙参 12g　　　泽　泻 10g　　　浙贝母 10g　　　茵　陈 10g

夏枯草 10g　　　茯　苓 10g　　　丹　参 10g　　　白梅花 6g

郁　金 6g　　　　车前子 10g^{（包煎）}玫瑰花 5g　　　桃　仁 10g

川　芎 5g

20 剂

七诊：2014 年 8 月 19 日。

病史同前，末次月经：2014 年 7 月 26 日，经量可。BBT 单相。纳眠可，二便调，无其他不适。

舌嫩暗红，苔薄白，脉细滑。

方药：

太子参 12g	玉 竹 10g	郁 金 6g	浙贝母 10g
茵 陈 12g	冬瓜皮 12g	桃 仁 10g	女贞子 15g
合欢皮 10g	生麦芽 12g	泽 泻 10g	桑 枝 10g
月季花 6g	葛 根 5g		

20 剂

八诊：2014 年 9 月 30 日。

病史同前，末次月经：2014 年 8 月 30 日，经量可。BBT 单相。纳眠可，二便调，无其他不适。

舌嫩淡暗，苔薄白，脉细滑。

方药：

太子参 12g	泽 泻 10g	车前子 10g（包煎）	桃 仁 10g
茜 草 10g	茯 苓 12g	浙贝母 12g	桂 枝 3g
泽 兰 10g	月季花 10g	香 附 10g	冬瓜皮 15g

20 剂

九诊：2014 年 11 月 4 日。

病史同前，末次月经：2014 年 10 月 29 日，经量可。BBT 不典型双相与单相交替出现。二便调，无其他不适。

舌嫩淡暗，苔薄白，脉细滑。

方药：

北沙参 15g	砂 仁 3g	泽 泻 10g	茯 苓 10g
冬瓜皮 15g	浙贝母 10g	续 断 15g	月季花 6g
川 葛 5g	菟丝子 15g	百 合 10g	生槐花 5g
红 花 5g	盐杜仲 10g		

20 剂

十诊：2014 年 12 月 30 日。

病史同前，末次月经：2014 年 12 月 10 日，经量可。BBT 单相。

舌暗红，苔薄白，脉细滑。

方药：

浙贝母 10g	茵　陈 12g	旋覆花 10g	北沙参 15g
生麦芽 12g	菊　花 6g	枳　壳 10g	荷　叶 10g
丹　参 10g	茜　草 12g	石　斛 10g	泽　泻 10g
炒槐花 6g	车前子 10g^{（包煎）}	苦杏仁 6g	

20 剂

十一诊：2015 年 2 月 3 日。

病史同前，末次月经：2015 年 1 月 12 日，经量可，无痛经。BBT 不典型双相与单相交替出现。纳眠可，二便调。

舌嫩暗红，苔薄白，脉细滑。

方药：

北沙参 15g	浙贝母 10g	茵　陈 10g	石　斛 10g
泽　兰 10g	苦杏仁 6g	芦　根 10g	茜　草 10g
生槐花 5g	车前子 10g^{（包煎）}	冬瓜皮 15g	猪　苓 10g

20 剂

十二诊：2015 年 4 月 14 日。

病史同前，末次月经：2015 年 3 月 20 日，经量可，末前次月经 2015 年 2 月 17 日。BBT 不典型双相。时有腹胀，纳眠可，二便调，无其他不适。

舌嫩暗红，苔白，脉细滑。

方药：

荷　叶 10g	川　芎 5g	枸杞子 15g	当　归 10g
炒槐花 6g	茜　草 12g	砂　仁 3g	莱菔子 12g

盐杜仲 10g　　丝瓜络 15g　　玉　竹 10g　　苦杏仁 6g

浙贝母 10g　　苏　木 10g

20 剂

十三诊：2015 年 5 月 26 日。

病史同前，末次月经：2015 年 5 月 20 日，经量可，末前次月经 2015 年 4 月 18 日。BBT 不典型双相。纳眠可，二便调。

舌暗红，苔白，脉细滑。

方药：

北沙参 15g　　玉　竹 12g　　石　斛 10g　　荷　叶 10g

芦　根 12g　　浙贝母 10g　　夏枯草 10g　　冬瓜皮 15g

桃　仁 10g　　生槐花 6g　　当　归 5g　　益母草 10g

20 剂

十四诊：2015 年 6 月 30 日。

病史同前，末次月经：2015 年 6 月 20 日，经量可。BBT 不典型双相。纳眠可，二便调，无其他不适。

舌嫩暗，苔白，脉细滑。

方药：

生麦芽 12g　　丹　参 10g　　车前子 10g^{（包煎）}当　归 10g

丝瓜络 15g　　月季花 6g　　泽　泻 10g　　葛　根 6g

夏枯草 12g　　浙贝母 10g　　白梅花 6g　　桃　仁 10g

20 剂

十五诊：2015 年 8 月 11 日。

病史同前，末次月经：2015 年 7 月 23 日，经量可。BBT 单相。纳眠可，二便调，无其他不适。

舌暗红，苔白，脉细滑。

方药：

川 芎 5g	枳 壳 10g	冬瓜皮 15g	佩 兰 3g
月季花 6g	泽 泻 6g	三 棱 10g	续 断 15g
郁 金 6g	瞿 麦 10g	路路通 10g	生麦芽 12g

20 剂

十六诊：2015 年 9 月 15 日。

病史同前，末次月经：2015 年 8 月 24 日，经量可。BBT 不典型双相。纳眠可，二便调，无其他不适。

舌嫩暗，苔薄白，脉细滑。

方药：

桃 仁 10g	续 断 15g	冬瓜皮 15g	砂 仁 3g
车前子 10g（包煎）	盐杜仲 10g	月季花 6g	泽 泻 10g
生牡蛎 15g	当 归 10g	茯 苓 10g	夏枯草 12g
青 蒿 6g			

20 剂

十七诊：2015 年 10 月 27 日。

病史同前，末次月经:2015 年 10 月 19 日，经量可。BBT 不典型双相。

舌暗红，苔薄白，脉细滑。

方药：

枸杞子 12g	续 断 12g	炒白术 6g	夏枯草 10g
茯 苓 10g	侧柏炭 10g	荷 叶 10g	盐杜仲 10g
桂 枝 3g	桃 仁 10g	生麦芽 10g	炒薏苡仁 12g

20 剂

十八诊：2015 年 12 月 15 日。

病史同前，末次月经：2015 年 12 月 14 日，经量可。末前次月经：2015 年 11 月 17 日。BBT 不典型双相。纳眠可，二便调。

舌嫩暗红，苔白，脉细滑。

方药：

北柴胡 5g	炒白术 10g	茯 苓 10g	茜 草 12g
续 断 15g	泽 兰 10g	菟丝子 15g	瞿 麦 6g
玉 竹 10g	盐杜仲 10g	月季花 6g	泽 泻 10g
生槐花 6g	浙贝母 10g		

20 剂，月经第 5 天服药

十九诊：2016 年 2 月 2 日。

病史同前，末次月经：2016 年 1 月 15 日，经量可。BBT 不典型双相。纳眠可，二便调。

舌暗红，苔薄白，脉细滑。

方药：

枸杞子 15g	生麦芽 10g	续 断 15g	当 归 10g
炒白术 10g	茜 草 12g	太子参 12g	茵 陈 12g
泽 泻 10g	红 花 5g	女贞子 15g	桑寄生 15g
三 棱 10g			

20 剂

二十诊：2016 年 4 月 5 日。

病史同前，末次月经：2016 年 3 月 15 日，经量可。末前次月经：2016 年 2 月 17 日。BBT 不典型双相与单相交替。纳眠可，二便调。

舌暗红，苔薄黄白，脉细滑。

方药：

莲子心 3g	玉 竹 10g	白茅根 15g	芦 根 15g
女贞子 15g	茵 陈 10g	枳 壳 10g	青 蒿 6g
生麦芽 12g	苏 木 10g	白扁豆 10g	竹 茹 6g

20 剂

患者 1 年来月经基本恢复，BBT 以不典型双相为主，建议患者复查女性激素，鼓励患者尝试怀孕。

二十一诊：2016 年 6 月 7 日。

病史同前，末次月经：2016 年 5 月 3 日，经量可。末前次月经：2016 年 3 月 15 日。BBT 不典型双相。纳眠可，二便调。

舌暗红，苔薄白，脉细滑。

方药：

枸杞子 15g	荷　叶 10g	茵　陈 12g	续　断 15g
桃　仁 10g	茯　苓 10g	丹　参 10g	当　归 10g
红　花 5g	女贞子 15g	砂　仁 3g	枳　壳 10g

20 剂

二十二诊：2016 年 8 月 16 日。

病史同前，末次月经：2016 年 7 月 19 日，经量可。末前次月经：2016 年 6 月 14 日。BBT 不典型双相。纳眠可，二便调。

舌暗红，苔薄白，脉细滑。

方药：

北柴胡 3g	砂　仁 5g	茵　陈 10g	白扁豆 10g
夏枯草 10g	丝瓜络 10g	当　归 10g	川　芎 5g
桂　枝 3g	茜　草 10g	路路通 10g	泽　泻 10g
月季花 5g			

20 剂

二十三诊：2016 年 10 月 11 日。

病史同前，末次月经：2016 年 9 月 17 日，经量可。末前次月经：2016 年 8 月 18 日。BBT 不典型双相。纳眠可，二便调。

舌暗红，苔薄白，脉细滑。

方药：

车前子 10g^{（包煎）}　川　芎 3g　　　当　归 10g　　　茯　苓 10g

枸杞子 15g　　　桂　枝 5g　　　桑寄生 10g　　　生麦芽 10g

砂　仁 5g　　　茵　陈 10g　　　盐杜仲 15g　　　月季花 5g

泽　泻 10g

20 剂

随访：患者于 2017 年 2 月发现怀孕，于当年 10 月顺产一女婴，重 3700g，母女平安。

【分析】患者就诊之初的病情特点主要为：①诊断明确为多囊卵巢综合征；②症状以月经错后间断闭经为特点，病史较长，从初潮开始月经一直不规律，未予治疗；③结婚 4 年，未避孕，从未怀孕；④体形肥胖；⑤舌质嫩色淡暗，苔白腻，脉沉细。

患者月经情况、肥胖体形、不孕及舌脉情况均较符合多囊卵巢综合征的典型症状。文献中提到"肥胖者发生不孕的概率为正常体重者的 3 倍"，研究表明，肥胖可影响卵子发育、排卵、内膜增长、胚胎种植及发育等很多方面。《傅青主女科》中也提到"妇人有身体肥胖，痰涎甚多，不能受孕者……谁知是湿盛之故乎……而肥胖之湿，实非外邪，乃脾土之内病也，然脾土既病，不能分化水谷以养四肢……不知湿盛者多肥胖，肥胖者多气虚，气虚者多痰涎……又因痰多，愈加其湿。脾不能受，必浸润于胞胎，日积月累，则胞胎竟宽为汪洋之水窟矣。且肥胖之妇，内肉必满，遮隔子宫，不能受精，此必然之势也"。朱丹溪曰"有积痰下塞于胞门，闭塞不行"，"痰多血虚"，"痰多占住血海"，"妇人闭经属积痰……是有实邪为病"。基于以上论述，患者中医辨证主要为：脾肾亏虚，气化无力，湿浊结聚，困滞血海。治则：健脾温肾，除湿化痰，通利调经。

在治疗方面也要分层次。治疗之初病情以痰湿困脾，湿阻下焦为主，治疗以祛湿化痰，兼补脾肾为主。待到治疗中期，病情以脾肾不足本虚之证为主，治疗上以调整脏腑，健脾补肾，祛湿化痰为主。待到月经渐渐规律，基础体温有稳定双相时，治疗又以健脾温肾，通利调经为主，以期受孕。用药方面，常用药有杜仲、菟丝子、桂枝、白术、茯苓、炒薏苡仁、郁金、车前子、冬瓜皮、浙贝母、当归、茜草、川芎、夏枯草等，再根据患者就诊时具体情况加减应用。

患者连续就诊 3 年，系统服药，月经由间断闭经渐渐到规律月经，基础体温从单相到双相，终于如愿怀孕生子，达到就诊目的。

五、脾肾亏虚，湿热瘀阻案

王某，女，35 岁，已婚。初诊日期：2016 年 6 月 11 日。

主诉：月经稀发 1 年，闭经 5 个月。

现病史：12 岁初潮，既往月经错后，月经 5/40 天，量色质可，2012 年行腹腔镜下左卵巢子宫内膜异位囊肿剥除术，术后月经错后加重，1 年前无明显诱因出现月经稀发，5 天/（2～3）个月，于当地医院就诊，诊断为 PCOS，间断口服中药治疗，未见明显缓解。末次月经：2016 年 1 月 20 日。末前次月经：2015 年 12 月。刻下症：纳眠可，大便质稍稀。舌苔黄干，脉细滑。

既往史：G1P0，结婚 5 年，2011 年人工流产 1 次，未避孕未孕 4 年。

西医诊断：多囊卵巢综合征，继发性不孕症。

中医诊断：闭经，断绪。

辨证：脾肾亏虚，湿热瘀阻。

治法：健脾补肾，清热祛湿。

方药：

太子参 15g	车前子 10g（包煎）	丹 参 10g	柴 胡 5g
佩 兰 3g	荷 叶 10g	青 蒿 6g	芦 根 10g
浙贝母 10g	泽 兰 12g	扁 豆 10g	猪 苓 6g

20 剂，每日晨起床后自测基础体温

【分析】患者现在闭经 5 个月，符合中医闭经的范畴，未避孕未孕 4 年，符合不孕症的范畴。根据患者舌苔黄干，脉细滑，辨证为脾肾亏虚，湿热瘀阻证。治疗以健脾补肾，清热祛湿为法。方中太子参是君药，补益脾肺之气，肺朝百脉，肺肾相络，补肺启肾，达到补肾的作用，猪苓、佩兰、泽兰、扁豆健脾祛湿，车前子、青蒿、荷叶清热解毒祛湿，丹参活血化瘀，浙贝母入肺经，化痰，芦根入肺经，清热生津，并作为引经药物，引药物上行。

二诊：2016 年 8 月 6 日。

病史同前，末次月经：2016 年 6 月 28 日，经前 BBT 不典型双相改变，现 BBT 单相，纳眠可，二便调。

舌肥，脉细滑。

辅助检查：

2016 年 6 月 3 日查性激素：FSH 5.87IU/L，LH 12.61IU/L，E_2 85.01pmol/L，PRL 423.2mIU/L，T 3.05nmol/L。

方药：

旋覆花 10g	砂 仁 3g	葛 根 3g	浙贝母 10g
夏枯草 10g	郁 金 6g	杜 仲 10g	绿萼梅 6g
川续断 15g	当 归 10g	白 术 10g	泽 泻 10g
熟地黄 10g			

20 剂

【分析】患者现舌肥，脉细滑，辨证为脾肾两虚，治则以补肾益气，健脾养血为主。方中当归补血养血，熟地黄、川续断、杜仲补肾养阴，砂仁、白术健脾祛湿，泽泻清热利水，绿萼梅归肝、肺经，理气开郁，郁金疏肝解郁，行气活血，旋覆花轻清降气、化痰。

三诊：2016 年 10 月 22 日。

病史同前，末次月经：2016年9月3日，带经5天，经前BBT不典型双相改变，现BBT单相偏低，有少量咖啡色分泌物，纳眠可，二便调。

舌肥暗，脉细滑。

方药：

冬瓜皮 15g	白头翁 10g	泽　泻 10g	茯　苓 10g
荷　叶 10g	川续断 15g	桔　梗 10g	茵　陈 10g
荷　梗 3g	茜　草 10g	菟丝子 15g	芦　根 10g
石　斛 10g	槐　花 5g		

20剂

【分析】患者BBT出现不典型双相，说明有排卵，舌肥暗，脉细滑，为脾虚，湿热瘀阻，治法以清热祛湿，健脾补肾为主。方中冬瓜皮入肺经，清热利水，白头翁清热解毒，泽泻利水，茯苓健脾祛湿，荷叶、荷梗清热除烦，芦根清热生津，茵陈清虚热、祛湿，茜草、槐花清热凉血，石斛清热养阴，菟丝子、川续断温补肾阴肾阳。

四诊：2016年12月3日。

病史同前，末次月经：2016年10月24日。末前次月经：2016年9月3日，经前BBT不典型双相改变，纳眠可，二便调。

舌肥暗，脉细滑。

方药：

冬瓜皮 15g	当　归 10g	川　芎 6g	泽　兰 10g
丝瓜络 15g	桂　枝 2g	白　芍 10g	女贞子 12g
薏苡仁 20g	杜　仲 10g	茜　草 12g	月季花 6g
桔　梗 10g	浙贝母 10g		

20剂

【分析】患者BBT不典型双相，说明已有排卵，现离末次月经约40天，患者未避孕，考虑妊娠可能，需等患者月经后第5天服药。月经后期，结合患者舌肥暗，脉细滑，辨证为肾虚湿热，以祛湿利水，补肾养血为主。方中冬瓜皮清热利水，泽兰、薏苡仁健脾利水，浙贝母清热化湿，桂枝入膀胱经，温阳化气以利水行水，丝瓜络入脾经，通络生津，当归活血养血，白芍柔肝，茜草清热活血，月季花疏肝调经，桔梗走上，引水上行。

五诊： 2017 年 2 月 11 日。

病史同前，末次月经：2016 年 12 月 15 日，现 BBT 单相偏低，纳眠可，二便调。现服用优甲乐 1 片，日 1 次。

舌肥暗质干，脉细滑。

辅助检查：

2017 年 2 月 7 日查性激素：FSH 4.65IU/L，LH 8.34IU/L，PRL 423.2 mIU/L，E_2 239pmol/L，T 1.84nmol/L，AND 9.7nmol/L，TSH 3.58mIU/L。

方药：

柴　胡 3g	砂　仁 6g	茵　陈 10g	丹　参 10g
郁　金 6g	荷　叶 10g	扁　豆 10g	大腹皮 10g
桃　仁 10g	茜　草 10g	苏　木 10g	车前子 10g（包煎）
杜　仲 10g			

20 剂

【分析】 患者在节假日期间生活不规律，饮食不节制，则出现病情反复，BBT 单相偏低。患者舌肥暗质干，脉细滑，辨证为脾虚湿热，兼有肝郁，治疗以健脾祛湿，疏肝化瘀为主。以柴胡升阳益气，砂仁、扁豆健脾祛湿，茵陈清热祛湿，丹参、桃仁活血化瘀，郁金疏肝理气，杜仲补肾。

六诊： 2017 年 3 月 25 日。

病史同前，末次月经：2017 年 3 月 1 日。末前次月经：2016 年 12 月 15 日，带经 5 天，现 BBT 单相偏低，腹胀，纳眠可，二便调。

舌肥暗红，脉细滑。

方药：

冬瓜皮 15g	砂　仁 5g	女贞子 14g	枳　壳 10g
茯　苓 10g	川续断 15g	当　归 10g	莱菔子 10g
佩　兰 3g	槐　花 5g	炒白芍 10g	广木香 3g
川　芎 5g	杜　仲 10g		

20 剂

【分析】患者月经第 25 天，BBT 单相偏低，考虑患者未排卵，舌肥暗红、脉细滑、辨证为脾肾不足，湿热瘀阻，治疗以清热祛湿，健脾补肾为主。方中冬瓜皮清热利水，莱菔子宣肺利水，茯苓健脾祛湿，佩兰芳香化湿，白芍柔肝，女贞子、杜仲补肾养阴，枳壳清热理气，槐花清热活血，川芎活血，木香疏肝理气。

七诊：2017 年 5 月 20 日。

病史同前，末次月经：2017 年 4 月 10 日。末前次月经：2017 年 3 月 1 日，带经 5 天，经前 BBT 似有不典型双相。现 BBT 单相偏低，纳眠可，二便调。自诉近 2 个月一直食用麦片＋牛奶。

舌肥，脉细滑。

辅助检查：

2017 年 4 月 25 日查 B 超：子宫 4.9cm×4.0cm×3.6cm，内膜 0.56cm。右卵巢 2.3cm×1.7cm，内可见 4～5 个无回声区，左卵巢 2.6cm×1.9cm，内可见 5～6 个无回声区。

2017 年 4 月 25 日查性激素：FSH 5.59IU/L，LH 5.08IU/L，E_2 52.91pmol/L，PRL 813.4mIU/L，T 0.86nmol/L，TSH 4.82mIU/L。

方药：

太子参 12g	枸杞子 15g	当　归 10g	远　志 5g
杜　仲 10g	白　术 10g	夏枯草 10g	冬瓜皮 15g
丝瓜络 10g	车前子 10g^{（包煎）}	郁　金 6g	桔　梗 10g

川　芎 5g

20 剂

【分析】患者 PRL 升高，考虑是最近服用麦片、牛奶等饮食导致的激素水平的紊乱。LH/FSH 比值小于 1，考虑卵巢功能恢复，当前治疗有效。舌肥、脉细滑，辨证为脾肾不足，湿热瘀阻，治疗以健脾补肾，清热祛湿为主。太子参益气，枸杞子、杜仲补肾，当归养血活血，川芎活血，远志安神定志，冬瓜皮、车前子健脾利水，丝瓜络活血通络，桔梗入肺经、宣肺化痰。

八诊：2017 年 9 月 9 日。

停经 42 天。

病史同前，末次月经：2017 年 7 月 30 日。2017 年 9 月 8 日外院查尿 HCG（＋）。近 2 个月自觉恶心，基础体温 36.9℃左右，无腹痛及阴道出血，纳眠可，二便调。

舌暗红，脉沉细滑。

方药：

菟丝子 15g	侧柏炭 10g	白　术 12g	北沙参 12g
荷　叶 12g	茯　苓 10g	苎麻根 12g	玉　竹 10g
女贞子 15g	覆盆子 15g	地骨皮 10g	

14 剂

医嘱：于医院测血 HCG，根据当地医院的结果给予保胎治疗。

【分析】患者停经 42 天，测尿 HCG 显示妊娠，舌暗红、脉沉细滑，辨证为肾虚瘀热，以补肾清热、保胎治疗。菟丝子、女贞子、覆盆子平补肾阴、安胎，侧柏炭清热止血，茯苓、白术健脾祛湿，玉竹清热养阴，地骨皮清热，荷叶清热除烦，北沙参补气，苎麻根凉血安胎。

九诊：2017 年 9 月 23 日。

代诉：病史同前，患者近日有少量阴道出血，昨日 BBT 下降至

36.7℃。纳眠可，二便调。

辅助检查：

2017 年 9 月 23 日查激素：HCG ＞ 33000mIU/mL，P ＞ 12.72nmol/L，E_2 297pmol/L。

方药：

覆盆子 15g	侧柏炭 15g	椿　皮 5g	白　术 10g
莲子心 3g	莲　须 12g	玉　竹 10g	苎麻根 10g
黄芩炭 10g	菟丝子 15g	旱莲草 15g	荷　叶 10g

7 剂

医嘱：患者血 HCG 翻倍，继续予中药补肾安胎。

随访：2017 年 9 月 28 日查激素：HCG 139588mIU/mL，P ＞ 130.38nmol/L。2017 年 9 月 28 日查 B 超：宫内可见妊娠囊，并可见胎芽 0.5cm。2017 年 11 月 6 日查 B 超：NT 0.13cm，羊水 2.8cm，胎盘后壁，胎儿胎心胎动可见。后患者顺产一儿，母子体健。

【分析】患者左卵巢子宫内膜异位囊肿剥除术，多囊卵巢综合征病史，未避孕未孕 4 年。患者因手术和病理改变，所以卵巢功能不佳，不能正常排卵，导致继发性不孕症。

柴嵩岩教授在患者初诊时并没有用太多滋阴补肾的药物，而是以健脾祛湿的药物为主。柴嵩岩教授提出"解外衣"的治法，即在面对痰湿与肾虚相交杂的病症时，应该先治标再治本，即先清热祛湿，后补肾养阴清热。故患者初诊时，药物以健脾祛湿为主，不用滋腻的补益之品，也不用苦寒泻下之品，避免把湿热之气遏阻于体内，也避免苦寒伤肾精。

柴嵩岩教授在后期补肾调经时，用药经验特色为：从肺而治，补肺气以启肾气。肺主一身之气，《素问》提到："肺者，相傅之官，治节出焉。"人体整体的上下活动都需要肺气调节，妇女经血的溢泻、肾功能的调节、胎儿营养、带脉的固摄等都和肺气有关。肺朝百脉，全身之气由肺主，肺在上焦，如雾露之溉，向全身输布物质精微。肺主金，肾为水，肺肾为母子之脏，"补其母"即补肺之气，从而补肾气，薛立斋云："天地以五行更迭衰旺，而成四时，人以五脏六腑，亦应之而衰旺……肾水当藉肺金为母，以补其不足。"《灵枢·营卫生会》提到："化而为精微，上注于肺，肺乃化而为血，以奉生身。"女子以血为本，血源于水谷精微，而水谷精微的输布需要肺气来承载，上达于肺才能化而为血，肺气功能失调，则女子经带胎产诸多病症相应产生。同时在治疗上也可以通过补肺气来输布精微，化血调经。方中的北沙参、太子参就是从补肺气为主，达到补肾补血调经的作用。

本患者在治疗期间多次用到冬瓜皮，取其祛湿之功。冬瓜皮性味甘凉，归脾、小肠经，利尿消肿，《本草再新》记载："走皮肤，祛湿追风，补脾泻火。"《滇南本草》云："止渴，消痰，利小便。"可见其利水消肿的功效。冬瓜皮给湿气以出路，从而祛湿，且冬瓜皮效同冬瓜，是美容白肤，祛湿之佳品。

柴嵩岩教授在用药方面强调"气化"，即加强肺的气化功能，肺为华盖，主一身之气，通调水道，下输膀胱，为水之上源，肺气宣降使水道疏通，同时，水湿内停的病症也可以通过肺气的宣发来治疗，浙贝母、桔梗、桂枝、芦根等从肺而治，加强了肺的气化功能，从而祛湿。

六、脾肾不足，痰瘀互结案

吴某，女，33岁，已婚。初诊日期：2010年3月9日。

主诉：闭经1年，未避孕不孕5年。

现病史：13岁初潮，既往月经不规律，（5～6）天/（2～6）个月，量少，未予重视。2009年出现闭经，于当地医院就诊，检查性激素及B超后诊断为多囊卵巢综合征，予达英-35治疗，患者拒绝，寻求中医治疗，故来此就诊。末次月经：2009 年 3 月 2 日。刻下症：闭经 1 年，带下少，双乳可见毳毛；脐下可见数根长毛。纳眠可，二便调。舌淡暗，脉细滑。

既往史：G1P0，结婚 9 年，2002 年人流 1 次，未避孕未孕 5 年。

辅助检查：

2009 年 7 月 5 日查性激素：LH 19.35IU/L，FSH 5.37IU/L，E_2 181.11pmol/L，T 2.31nmol/L。

2010 年 3 月 2 日查血 HCG：阴性。

西医诊断：多囊卵巢综合征，继发性不孕症。

中医诊断：闭经，断绪。

辨证：脾肾不足，痰瘀互结。

治法：益肾健脾，活血利湿。

方药：

车前子 10g（包煎）　　菟丝子 15g　　白　术 10g　　茯　苓 10g

茜　草 12g　　丹　参 10g　　薏苡仁 12g　　杜　仲 10g

夏枯草 10g　　浙贝母 10g　　川　芎 5g　　女贞子 15g

郁　金 6g

7 剂

【分析】此例为典型的脾肾不足的多囊卵巢综合征，初诊中，因无 BBT 资料，治疗以益肾健脾，活血利湿为法。药用菟丝子、女贞子、杜仲补肾，白术、茯苓、薏苡仁健脾祛湿，车前子、夏枯草、浙贝母化痰利湿，痰凝则血滞，故少用血分药郁金、茜草、川芎活血化瘀，且处方 7 剂。

二诊：2010 年 3 月 23 日。

病史同前，末次月经：2009 年 3 月 2 日，BBT 单相。纳眠可，二便调。舌暗，脉沉细无力。

方药：

阿胶珠 12g　　　川续断 15g　　　川　芎 5g　　　茵　陈 10g

桃　仁 10g　　　益母草 12g　　　百　合 12g　　　地骨皮 10g

菟丝子 20g　　　香　附 10g　　　生甘草 5g

20 剂

【分析】第二诊中 BBT 单相，舌质暗，故在益肾养血的同时，明显加大血分药的力量，如桃仁、益母草、川芎、香附以加强活血通络之力。

三诊：2010 年 4 月 13 日。

病史同前，末次月经：2009 年 3 月 2 日，BBT 呈上升趋势。纳眠可，二便调。

舌暗，脉细滑。

方药：

当　归 10g　　　川续断 15g　　　川　芎 5g　　　益母草 10g

首　乌 10g　　　夏枯草 10g　　　香　附 10g　　　月季花 6g

桃　仁 10g　　　车前子 10g^{（包煎）}　杜　仲 10g

7 剂

【分析】第三诊时 BBT 呈上升趋势，脉细滑提示血海尚充足，柴嵩岩教授药用当归、川芎、益母草、桃仁、车前子、杜仲等以达顺水推舟、"覆杯"之效。但因患者有生育要求，仅处方 7 剂，不影响其受孕。

四诊：2010 年 5 月 25 日。

病史同前，末次月经：2010 年 4 月 21 日，经前 BBT 不典型双相，现 BBT 上升 11 天。

舌暗红，脉沉滑。

辅助检查：

2010 年 4 月 22 日查性激素：FSH 5.88IU/L，LH 4.51IU/L，E_2 217.01 pmol/L，T 0.53nmol/L。

方药：

覆盆子 15g　　　当　归 10g　　　川　芎 5g　　　益母草 10g

| 阿胶珠 12g | 香　附 10g | 白　术 10g | 茯　苓 10g |
| 远　志 5g | 杜　仲 10g | | |

20 剂，月经第 5 天开始服

【分析】第四诊 BBT 已上升 11 天，处方嘱其月经第 5 天服，一则避免患者如为妊娠，所用药物可能有不当之处，二则月经第 5 天为旧血当去，新血再生的相对平和阶段，处方用药也相对平稳，以补肾养血为主，兼以活血通络。

五诊： 2010 年 7 月 20 日。

病史同前，末次月经：2010 年 5 月 30 日，现 BBT 上升 26 天，尿 HCG（＋）。

舌暗红，脉细滑。

方药：

覆盆子 15g	侧柏炭 15g	大蓟炭 15g	小蓟炭 15g
椿　皮 5g	白　芍 10g	旱莲草 12g	苎麻根 6g
菟丝子 20g	荷　叶 10g		

7 剂

【分析】第五诊 BBT 上升 26 天，尿早早孕试验阳性，确定妊娠，治疗转以益肾固冲安胎为主，顽疾告愈。

七、脾肾两虚，湿浊内蕴案

肖某，女，31 岁，已婚。初诊日期：2011 年 2 月 12 日。

主诉：月经稀发 15 年。

现病史：14 岁初潮，7/30 天，量中。16 岁起因学习压力过重出现月经错后，5 天/（1～6）个月，量时多时少。曾于当地医院就诊，诊断为 PCOS，未予重视。末次月经：2010 年 10 月。身高 1.60cm，体重 70kg。

双乳无毛发，下肢毛重。偶有咳嗽，纳可，眠欠安，二便调。舌肥淡，脉细滑。

既往史：G0，结婚5年，现未避孕。

辅助检查：

2010年11月查B超：双卵巢多囊样改变。

2010年11月查性激素：FSH 6.07IU/L，LH 10.4IU/L，PRL 157.09mIU/L，E_2 216.53pmol/L，T 2.26nmol/L。

西医诊断：多囊卵巢综合征。

中医诊断：月经后期。

辨证：脾肾两虚，湿浊内蕴。

治法：健脾益肾，化湿。

方药：

冬瓜皮20g	车前子10g（包煎）	当　归10g	川续断15g
首　乌10g	月季花6g	益母草10g	丹　参15g
阿胶珠12g	生薏苡仁30g	菟丝子20g	杜　仲10g
百　部10g	夏枯草12g		

30剂

【分析】患者LH/FSH≈1.71，体形偏胖，下肢毛重（高睾酮表现），结合B超结果，提示目前诊断为多囊卵巢综合征。临床中，多囊卵巢综合征患者多表现为月经稀发或闭经，经量稀少或崩漏。

肾为先天之本，脾为后天之本，先后天相互滋养化生则能维持正常月经。《临证指南医案》指出："凡论病，先论体质形色脉象，以病乃外加于身也。夫肌肉微白属气虚，外似丰溢，里真大怯，盖阳虚之体，为多湿多痰。"肥胖之人大多属本虚标实，其病理改变、形成机制虽有所不同，但痰湿是其共通之处。《金匮钩玄·子嗣》云："肥盛妇人不能孕者，以其身中脂膜闭塞子宫，而致经事不能行，可用导痰汤之类。"由此可知，本病的病因病机属脾肾不足，湿浊内蕴，脾肾不足导致水液代谢失常，日久形成湿浊结聚体内，流注下焦，阻滞冲任，甚至水湿内停导致气机不畅，日久瘀血内生，卵泡排出受阻而成此病。

此方中重用生薏苡仁、冬瓜皮为君，既化中焦之湿，又利下焦之湿，臣以菟丝子"补肾气、壮阳道"，川续断、杜仲、首乌三味配伍为臣，补益肝肾之力强，然三药性温，佐药加性凉之益母草，以防热性太过，耗伤阴血。臣药另加当归、丹参活血化瘀，推动气机；患者偶有咳嗽，考虑为肾不纳气，既予补肾之品，亦加用百部止咳下气。

二诊：2011 年 3 月 26 日。

病史同前，末次月经：2010 年 10 月，BBT 单相，心烦，口渴，偶有腹胀，带下无，大便偏干，小便调。

舌嫩红，脉细滑。

方药：

北沙参 20g	玉　竹 10g	桃　仁 10g	莲子心 3g
阿胶珠 12g	川续断 20g	牡丹皮 10g	香　附 10g
杜　仲 10g	山萸肉 10g	枳　壳 10g	车前子 10g^{（包煎）}
川　芎 5g			

30 剂

【分析】患者大便偏干、心烦口渴，此为阴虚之象，故此方重用北沙参为君，北沙参可养肺阴，肺与大肠相表里，亦可润肠燥以通大便。玉竹与之配伍，可治肺胃阴伤，咽干口渴。此外，瘀血内停，阻滞气机，导致津液不能上承，也表现出口渴，故臣以牡丹皮、川芎、桃仁三药，活血化瘀，枳壳行气导滞。其余补益肝肾药物皆同前法。

三诊：2011 年 5 月 21 日。

病史同前，末次月经：2011 年 4 月 8 日，行经 8 天，经前 BBT 单相，现 BBT 单相波动。右乳房可触及小结节，偶有乳房胀闷，小便黄。

舌淡红嫩，脉细滑。

方药：

车前子 10g ^(包煎)	川　芎 5g	郁　金 6g	北沙参 12g
桔　梗 10g	浙贝母 10g	冬瓜皮 15g	夏枯草 10g
白　术 10g	生薏苡仁 15g	丹　参 10g	路路通 10g
龙眼肉 12g	泽　泻 10g	茜　草 12g	苏　木 10g
香　附 10g			

20 剂

【分析】患者于 2011 年 4 月 8 日月经已来潮，但经前 BBT 仍为单相，患者小便黄，考虑体内湿邪不解，蕴久化热。方药着重化湿清热，予车前子、泽泻、冬瓜皮、生薏苡仁配伍为君，既化中焦之湿，又利下焦之湿热。湿邪阻滞气机，血行不畅，瘀血内停，痰瘀互结而成肿块，予丹参、苏木、茜草三味，既能活血化瘀，又可凉血；乳房结节、胀闷，予路路通疏肝理气、散结。

四诊：2011 年 7 月 9 日。

病史同前，末次月经：2011 年 4 月 8 日，BBT 有上升趋势。

舌淡，脉细滑。

方药：

枸杞子 15g	车前子 15g ^(包煎)	当　归 10g	山　药 15g
白　术 10g	菟丝子 20g	茯　苓 10g	龙眼肉 12g
牡丹皮 10g	益母草 10g	月季花 6g	蛇床子 3g
浙贝母 10g	百　部 10g		

20 剂

五诊：2011 年 9 月 10 日。

病史同前，末次月经：2011 年 4 月 8 日，BBT 单相，带下无。

舌淡，脉细滑。

方药：

枸杞子 15g	车前子 15g^{（包煎）}	当　归 10g	山　药 15g
白　术 10g	菟丝子 20g	茯　苓 10g	龙眼肉 12g
牡丹皮 10g	益母草 10g	月季花 6g	蛇床子 3g
浙贝母 10g	百　部 10g		

20 剂

六诊：2011 年 11 月 5 日。

病史同前，末次月经：2011 年 4 月 8 日，BBT 单相。

舌嫩暗，脉细滑。

方药：

太子参 12g	车前子 10g^{（包煎）}	枸杞子 15g	当　归 10g
首　乌 10g	生薏苡仁 15g	白　术 10g	夏枯草 12g
月季花 6g	茯　苓 10g	茜　草 10g	菟丝子 15g
川　芎 5g	泽　泻 10g	浙贝母 10g	杜　仲 10g

20 剂

医嘱：大便不溏，每日服 1 次。

七诊：2012 年 1 月 14 日。

病史同前，末次月经：2011 年 4 月 8 日，BBT 单相。

舌嫩暗，脉细滑。

方药：

当　归 10g	茜　草 12g	车前子 10g^{（包煎）}	川　芎 5g
生薏苡仁 20g	生麦芽 12g	月季花 6g	大腹皮 10g
桃　仁 10g	苏　木 10g	北沙参 15g	玉　竹 10g
路路通 10g	槐　花 6g	莱菔子 10g	丹　参 10g
三　棱 10g			

20 剂

八诊：2012 年 3 月 31 日。

病史同前，末次月经：2012 年 2 月 11 日，经前 BBT 不典型双相，现低温相，二便调。

舌嫩暗，脉细滑。

方药：

首乌藤 15g	北沙参 15g	川　芎 5g	当　归 10g
丹　参 10g	枳　壳 10g	女贞子 15g	牡丹皮 10g
莲子心 3g	月季花 6g	茜　草 12g	菟丝子 15g
生薏苡仁 20g	炒蒲黄 10g	杜　仲 10g	路路通 10g

20 剂

【分析】第八诊患者已有自然月经来潮，且经前基础体温不典型双相，证明患者已有自发排卵，治疗有效。比较舌脉，湿邪较前已减轻大半，本次治疗以补血动血促排卵为主。首乌藤归心、肝经，结合患者乳房小结节病史，可通络养血，引经入药。当归补血和血，张景岳曾评价其"补中有动，行中有补，诚血中之气药，亦血中之圣药也"，《本草新编》评价"其性甚动，入补气药中则补气，入补血药中则补血"，配以血中气药——川芎，在补血和血的同时，给血运以动力。同时柴嵩岩教授素爱以川芎为引经药，上行头目，下入血海，与茜草、月季花、蒲黄等血分药同用。配以理气化瘀补肾等药，旨在标本兼治。配合患者基础体温波动周期，启发下一次自发排卵。

九诊：2012 年 6 月 16 日。

病史同前，末次月经：2012 年 5 月 28 日，量少，行经 12 天，经前 BBT 不典型双相。

舌苔黄，脉细滑。

方药：

车前子 15g (包煎)	覆盆子 15g	莲子心 3g	仙鹤草 15g

阿胶珠 12g	百　部 10g	北沙参 15g	泽　兰 10g
女贞子 15g	月季花 6g	川续断 15g	白　芍 10g
菟丝子 15g	杜　仲 10g	地骨皮 10g	

20 剂

十诊：2012 年 11 月 24 日。

病史同前，末次月经：2012 年 5 月 28 日，BBT 单相，鼻部毛孔粗大。

舌淡红，脉细滑。

方药：

北沙参 12g	玉　竹 10g	郁　金 6g	钩　藤 10g
绿萼梅 10g	车前子 10g^{（包煎）}	牡丹皮 10g	百　合 10g
金银花 10g	夏枯草 10g	菟丝子 15g	月季花 6g
泽　兰 10g	熟地黄 10g	女贞子 15g	寄　生 15g

20 剂

十一诊：2013 年 2 月 23 日。

病史同前，末次月经：2012 年 5 月 28 日，鼻部毛孔粗大好转。

舌暗红，脉细滑。

方药：

北沙参 12g	浙贝母 10g	川　芎 5g	夏枯草 10g
当　归 10g	桃　仁 10g	泽　兰 10g	茵　陈 10g
女贞子 15g	茜　草 10g	菟丝子 15g	苏　木 10g
香　附 10g	牡丹皮 10g	瞿　麦 6g	

20 剂

十二诊：2013 年 5 月 4 日。

病史同前，末次月经：2012 年 5 月 28 日，BBT 单相，皮肤粗糙同前。

舌红，脉细滑。

方药：

北沙参 15g	枳 壳 10g	茵 陈 12g	月季花 6g
玉 竹 10g	合欢皮 10g	夏枯草 12g	川 芎 5g
茜 草 12g	丹 参 10g	旱莲草 15g	女贞子 15g
柴 胡 5g			

20 剂

十三诊：2013 年 7 月 13 日。

病史同前，末次月经：2013 年 7 月 6 日，经前 BBT 不典型双相。

舌苔黄腻，脉细滑。

方药：

旋覆花 10g	车前子 10g ^(包煎)	枳 壳 10g	茵 陈 12g
荷 叶 10g	泽 兰 10g	月季花 6g	大腹皮 10g
绿萼梅 6g	生麦芽 12g	桃 仁 10g	杜 仲 10g
苏 木 10g	红 花 5g	地骨皮 10g	

20 剂

十四诊：2013 年 10 月 12 日。

病史同前，末次月经：2013 年 7 月 6 日，经前 BBT 不典型双相，经后 BBT 单相至今。

舌嫩红，脉细滑。

方药：

柴 胡 5g	川 芎 5g	丹 参 10g	泽 兰 10g
夏枯草 12g	茜 草 12g	牡丹皮 10g	月季花 6g
丝瓜络 15g	红 花 12g	女贞子 15g	玉蝴蝶 3g
金银花 12g	合欢皮 10g	茅 根 10g	

20 剂

十五诊：2013 年 11 月 30 日。

病史同前，末次月经：2013 年 7 月 6 日。近 2 周偶有烦躁，偶有腰酸，偶有少量褐色分泌物。

舌苔黄，脉细滑。

辅助检查：

2013 年 11 月 25 日：HCG 34291.3mIU/mL。

2013 年 11 月 28 日：HCG ＞ 1000mIU/mL，P 31.90nmol/L。

2013 年 11 月 28 日查 B 超：宫内可见胎囊，胎囊大小 2.1cm×3.0cm，可见卵黄囊。

方药：

菟丝子 15g	苎麻根 10g	山　药 15g	茯　苓 10g
荷　叶 10g	白　术 10g	莲子心 3g	黄　芩 10g
覆盆子 15g	百　合 12g	旱莲草 15g	地骨皮 10g

7 剂

【分析】第十五诊患者早孕，因其既往脾肾不足，现症见烦躁、腰酸及少量出血，为阴虚肝热之胎动不安。胎动不安，多为冲任不固，故应先补脾肾，固冲安胎为首，君选菟丝子与山药，菟丝子补肾益精、固元安胎，《本草汇言》云其"补肾养肝，温脾助胃之药也。但补而不峻，温而不燥，故入肾经，虚可以补，实可以利，寒可以温，热可以凉，湿可以燥，燥可以润"，与山药合用，健脾固肾，脾肾气旺则胎儿得养。又因患者阴虚肝热，臣以苎麻根、黄芩、白术，苎麻根既能凉血止血，又能清肝热而安胎，为安胎之要药，常与黄芩配伍，用治血热导致的胎动不安、胎漏等。黄芩性寒，味苦，有清热泻火安胎的功效，主要用于气分热造成的胎动不安，亦常配伍白术使用。白术健脾益气，加之有安胎之效，适用于妇女妊娠，脾虚气弱，生化无源，胎动不安。佐以旱莲草、地骨皮、荷叶三药凉血止血；莲子心、百合两药配合，补脾固肾，宁心安神。全方共奏补益脾肾，凉血安胎之效。

十六诊：2013 年 12 月 14 日。

病史同前。2013 年 12 月 13 日孕 9 周胎停育行清宫术。偶心烦。纳眠可，二便调。

舌淡暗，苔黄，脉细滑。

方药：

枸杞子 15g	茜　草 12g	鱼腥草 10g	月季花 6g
川　芎 5g	夏枯草 10g	泽　兰 10g	茵　陈 10g
合欢皮 10g	川楝子 6g	大　蓟 15g	小　蓟 15g
三七粉 3g			

10 剂

【分析】患者处于胎停育清宫术后，多虚多瘀。此方中重用枸杞子为君，补气养血，以复正气，《本草汇言》言"枸杞能使气可充、血可补、阳可生、阴可长、火可降、风可祛，有十全之妙用"，柴嵩岩教授认为枸杞子补肝肾之力平和，既可滋肝肾之阴，又可益肾中之阳，补冲脉之气。三七粉、川芎、泽兰三味合而为臣，活血化瘀之效强。患者舌苔黄，为热象，考虑手术伤及阴血，虚热内生，予茜草、大蓟、小蓟凉血，夏枯草、鱼腥草清热邪。患者心烦，予月季花、合欢皮、川楝子三味，入心、肝经，解郁宁心，疏解肝气，使心烦得解。

十七诊：2014 年 3 月 22 日。

病史同前，末次月经：2014 年 1 月 25 日，现 BBT 单相。纳眠可，二便调。

舌淡红，脉细滑。

辅助检查：

2014 年 1 月 26 日查性激素：FSH 4.24IU/L，LH 2.31IU/L，E$_2$ 205.52pmol/L，T 0.37nmol/L。

方药：

当　归 10g	郁　金 6g	阿胶珠 12g	夏枯草 12g

砂　仁 3g	陈　皮 6g	枸杞子 15g	杜　仲 10g
白　术 10g	茵　陈 12g	茯　苓 10g	月季花 6g
桂　枝 2g	薏苡仁 15g	首　乌 10g	

20 剂

十八诊：2014 年 6 月 7 日。

病史同前，末次月经：2014 年 1 月 25 日，BBT 单相，带下有。
舌淡红，苔白，脉细滑。

方药：

首　乌 10g	当　归 10g	川　芎 5g	夏枯草 12g
女贞子 15g	白　术 10g	广木香 3g	桃　仁 10g
冬瓜皮 15g	月季花 6g	车前子 10g^{（包煎）}	丹　参 10g
泽　兰 10g	白头翁 10g		

20 剂

十九诊：2014 年 8 月 16 日。

病史同前，末次月经：2014 年 1 月 25 日，现 BBT 单相，低温。
舌肥红，苔黄，脉细滑。

方药：

北沙参 15g	丹　参 10g	车前子 10g^{（包煎）}	枳　壳 10g
生麦芽 12g	月季花 6g	玉　竹 10g	夏枯草 10g
泽　泻 10g	扁　豆 10g	槐　花 5g	芦　根 12g
竹　茹 6g	川　芎 6g		

20 剂

二十诊：2014 年 9 月 27 日。

病史同前，末次月经：2014 年 1 月 25 日，BBT 单相。
舌苔黄薄，脉细滑。

方药：

太子参 12g	车前子 10g^{（包煎）}	桃　仁 10g	川续断 15g
茯　苓 10g	肉　桂 3g	茜　草 12g	郁　金 6g
丹　参 10g	丝瓜络 15g	路路通 10g	红　花 6g
杜　仲 10g			

20 剂

二十一诊： 2014 年 10 月 25 日。

病史同前，BBT 单相，带下不多。

舌红，苔薄黄，脉细滑。

方药：

冬瓜皮 20g	川　芎 5g	桂　枝 2g	生麦芽 12g
茵　陈 12g	泽　兰 10g	桔　梗 10g	夏枯草 12g
土茯苓 15g	浙贝母 10g	泽　泻 10g	薏苡仁 20g
佩　兰 3g			

20 剂

二十二诊： 2014 年 12 月 6 日。

病史同前，BBT 单相，带下不多。纳可，大便稍干。

舌肥红，苔薄白，脉细滑。

方药：

冬瓜皮 20g	杜　仲 10g	川　芎 5g	阿胶珠 12g
泽　兰 10g	薏苡仁 20g	茯　苓 10g	浙贝母 10g
蛇床子 3g	当　归 10g	车前子 10g^{（包煎）}	月季花 6g
三　棱 10g			

20 剂

【**分析**】纵观疾病发展及柴嵩岩教授诊治过程，可总结如下经验：

1. 患者素体脾肾不足，水湿内蕴，湿聚成痰，多囊卵巢形成。脾肾为其本，痰湿为其标，首诊先治其标，取其"开路"之意，故治疗主以化湿、利湿等药物为主，如用车前子、冬瓜皮、薏苡仁、泽兰、茯苓等。配以健脾补肾之药，如健脾益气药喜用白术、茯苓、山药、扁豆等，固元药多用菟丝子、枸杞子、杜仲、覆盆子等，以求治其本。但标本治疗应分先后，断不可在湿邪严重时强补脾肾，以防加重湿邪凝滞。

2. 因湿聚则血瘀，常酌加活血祛瘀药物，以期卵泡发育并排卵。当归、川芎等可助血运有动性的药物，应配合基础体温酌情加入。此外、蒲黄、三七、茜草等化瘀药应结合各自性能，辨证使用。柴嵩岩教授尤喜爱花类药物，如月季花、玫瑰花、绿萼梅等，疏肝行血，配以理气药，对于女性情志致病而导致肝气疏泄失常、气滞血瘀效果亦佳。

八、埋线减肥后毛发脱落案

杨某，女，19 岁，学生。初诊日期：2009 年 4 月 28 日。

主诉：埋线减肥后毛发脱落 2 年。

现病史：15 岁初潮，月经规律，5 天 /（28 ～ 30）天，量中，无痛经。17 岁因中考学习紧张致闭经，半年内体重增加 20kg，2006 年于外院诊断为 PCOS，未系统治疗。为求减肥，患者于私人诊所埋线，后出现脱发，伴阴毛、腋毛的脱落。2008 年年底开始口服中药治疗，期间行经 2 次。末次月经：2009 年 3 月中旬，末前次月经：2009 年 2 月。刻下症：肥胖，脱发，阴毛、腋毛脱落，饮食正常，大便不成形，日 2 ～ 3 次。舌嫩暗肥，苔根剥脱，脉细滑无力。

既往史：未婚，否认性生活史。

辅助检查：

2007 年 3 月 2 日查性激素：FSH 5.47IU/L, LH 12.23IU/L, T 3.39nmol/L, E_2 66.13pmol/L。

2007 年 3 月 2 日查 B 超：双卵巢多囊样改变。

西医诊断：多囊卵巢综合征。

中医诊断：闭经。

辨证：脾肾不足，兼有毒热。

治法：益肾健脾，清热解毒。

方药：

太子参 15g	桃　仁 10g	川续断 15g	旱莲草 10g
当　归 10g	杜　仲 10g	冬瓜皮 20g	金银花 12g
生甘草 5g	首乌藤 15g	桔　梗 10g	女贞子 15g
茜　草 12g	夏枯草 10g	葛　根 3g	

20 剂

【分析】患者素体脾肾不足，湿邪内蕴，可见肥胖；湿聚生痰，冲任闭阻，故见闭经；痰阻胞络，可见 PCOS 诸症；埋线减肥，毒热内侵，故见毛发脱落。舌脉为脾肾不足，兼有毒热之征。柴嵩岩教授认为患者有埋线后出现脱发，阴毛、腋毛脱落的病史，埋线的药物成分虽不知，但诸症可从中毒反应来考虑，故加用金银花、生甘草等清热解毒之品。

二诊：2009 年 6 月 2 日。

病史同前，右顶额部头发有生长，毛囊有恢复，时有下腹疼痛，阴毛有生长。服药后带下明显增加，二便正常。BBT 基线较前升高，稳定。

舌暗，脉沉细滑。

方药：

当　归 10g	砂　仁 6g	扁　豆 10g	川　芎 5g
桔　梗 10g	旱莲草 15g	桃　仁 10g	阿胶珠 12g
金银花 15g	生甘草 5g	菊　花 12g	枸杞子 15g
女贞子 20g	蒲黄炭 10g		

20 剂

三诊：2009 年 7 月 7 日。

病史同前，BBT 单相，2009 年 6 月 20 日左右有少量阴道出血，出血前有带下，为蛋清样，阴毛有生长，黑棘皮症明显减轻，二便调。

舌绛暗，苔厚腻，脉细滑。

方药：

太子参 15g	首乌藤 10g	当　归 10g	茜　草 12g
夏枯草 12g	炒蒲黄 10g	炒鳖甲 10g	川　芎 5g
月季花 6g	杜　仲 10g	桑寄生 20g	蛇床子 3g
生甘草 5g	百　合 12g	金银花 15g	

20 剂

【分析】初诊药后症减，原法奏效，第二诊暂不更法。至第三诊，患者刚进入青春期阶段，肾气本应充实，患者 2 年无月经来潮，加之由埋线所致毛发脱落，而肾之华在发，由是可知其肾气、肝血已大伤，患者舌绛为有瘀滞，苔厚腻为湿浊、毒热之征，故治当化湿浊、补肾气。方中用鳖甲散结养阴，而养阴药均有滋腻之性，故配川芎通络，并佐夏枯草、金银花以清热解毒。

四诊：2009 年 8 月 25 日。

病史同前，末次月经：2009 年 7 月 16 日，两天净，量少，BBT 单相，现面部光洁，有细腻感。

舌边暗有瘀，脉沉滑较前有力。

方药：

全当归 10g	枸杞子 10g	女贞子 20g	旱莲草 15g
首乌藤 15g	桔　梗 10g	浙贝母 10g	葛　根 5g
川　芎 5g	浮小麦 15g	丹　参 10g	金银花 12g
郁　金 6g	绿萼梅 10g	枳　壳 10g	茜　草 12g
冬瓜皮 20g			

20 剂

【分析】经治，患者毒热渐去，湿浊渐化，脉象提示阴血渐复。在此基础上，加强活血（丹参、郁金）、利湿通络（浙贝母、冬瓜皮）之品，因势利导，以期恢复正常月经。

九、脾肾两虚，痰湿阻滞案

谢某，女，32岁，已婚。初诊日期：2017年5月23日。

主诉：月经错后4年，闭经1年。

现病史：13岁初潮，既往月经规律，（5～7）天/（28～30）天，量中，无痛经。患者于2013年开始无明显诱因出现月经错后，至2016年月经停闭，外院诊断为多囊卵巢综合征，2015～2017年间断使用激素及中药治疗。患者平素嗜食生冷饮料，喜食烧烤辛辣食物，近1年体重上升15kg。刻下症：闭经，唇上多毛，颜面痤疮，毛孔粗大，形体肥胖。食欲好，大便通畅。舌肥淡，苔白腻，脉细滑无力。

既往史：G0，已婚，计划调理后妊娠。

辅助检查：

2015年5月25日查性激素：FSH 6.7IU/L，LH 18.56IU/L，E_2 245.89 pmol/L，T 2.45nmol/L，P 2.16nmol/L，PRL 266.70mIU/L。

2015年6月3日查B超：子宫4.8cm×4.6cm×3.8cm，左卵巢4.5cm×1.9cm，右卵巢4.4cm×2.8cm，内可见多个卵泡。

西医诊断：多囊卵巢综合征。

中医诊断：闭经。

辨证：脾肾两虚，痰湿阻滞。

治法：补肾健脾，利水通利。

方药：

北沙参15g	浙贝母10g	夏枯草10g	桃　仁10g

白扁豆 10g	女贞子 15g	丝瓜络 10g	丹　参 10g
生麦芽 12g	茜　草 12g	槐　花 5g	泽　泻 10g

7 剂

二诊：2017 年 6 月 13 日。

病史同前，末次月经：2016 年 12 月 18 日。BBT 单相。纳眠可，二便调。

舌淡，脉细滑。

方药：

车前子 10g^{（包煎）}	桃　仁 10g	茵　陈 10g	黄　芩 6g
菟丝子 15g	茜　草 10g	红　花 6g	三　棱 10g
月季花 6g	杜　仲 10g	芦　根 15g	玉　竹 10g
白茅根 15g	槐　花 5g	鱼腥草 12g	

7 剂

三诊：2017 年 7 月 11 日。

病史同前，末次月经：2016 年 12 月 18 日。痤疮好转，BBT 上升 11 天。纳眠可，二便调。

舌暗，苔白干，脉细滑。

方药：

北沙参 12g	石　斛 10g	茜　草 10g	泽　兰 10g
阿胶珠 12g	丹　参 10g	郁　金 6g	桃　仁 10g
丝瓜络 10g	杜　仲 10g	槐　花 5g	

7 剂

四诊：2017 年 8 月 22 日。

病史同前，末次月经：2017 年 7 月 14 日，量中。经前 BBT 不典型双相，现 BBT 上升 11 天（升温慢）。纳眠可，二便调。

舌淡，脉细滑。

辅助检查：

2017 年 8 月查性激素：FSH 6.98IU/L，E_2 430.08pmol/L，T 1.25nmol/L，LH 15.73IU/L，P 0.64nmol/L。

方药：

菟丝子 20g	当 归 10g	黄 精 10g	川 芎 6g
月季花 6g	杜 仲 10g	白 术 10g	乌 药 6g
川续断 15g	茯 苓 10g	瞿 麦 6g	

7 剂

五诊：2017 年 9 月 12 日。

病史同前，末次月经：2017 年 8 月 25 日，量中，末前次月经：2017 年 7 月 14 日。经前 BBT 高温 13 天，现体温上升（升温慢）。纳眠可，二便调。

舌暗红，苔薄黄，脉细滑。

方药：

北沙参 20g	白扁豆 10g	枳 壳 10g	丹 参 10g
莲子心 3g	玫瑰花 6g	钩 藤 10g	葛 根 3g
生麦芽 12g	车前子 10g $^{（包煎）}$	石 斛 10g	川 芎 5g

7 剂

六诊：2017 年 9 月 26 日。

病史同前，末次月经：2017 年 9 月 25 日，末前次月经：2017 年 8 月 25 日。经前 BBT 不典型双相。纳眠可，二便调。

舌暗红，脉细滑。

方药：

冬瓜皮 15g	杜 仲 10g	茯 苓 10g	鱼腥草 10g
月季花 6g	桑 枝 10g	桃 仁 10g	生甘草 5g
车前子 10g $^{（包煎）}$	丹 参 10g	百 合 10g	青 蒿 6g

7 剂

七诊：2017 年 10 月 17 日。

病史同前，末次月经：2017 年 9 月 25 日。BBT 不典型双相。纳眠可，二便调。

舌嫩淡，脉细滑。

方药：

旋覆花 12g	茯　苓 10g	泽　兰 10g	桃　仁 10g
白　术 10g	扁　豆 10g	丹　参 10g	川续断 15g
丝瓜络 10g	冬瓜皮 15g	车前子 10g^{（包煎）}	桑寄生 15g
杜　仲 10g	川　芎 5g	木　香 3g	

7 剂

八诊：2017 年 11 月 28 日。

病史同前，末次月经：2017 年 10 月 27 日，量中。BBT 不典型双相。纳眠可，二便调。

舌淡，脉细滑。

方药：

太子参 12g	当　归 10g	川续断 15g	百　部 10g
冬瓜皮 12g	茯　苓 12g	合欢皮 10g	桑寄生 15g
巴戟天 5g	杜　仲 10g	阿胶珠 12g	蛇床子 3g

7 剂

九诊：2018 年 2 月 17 日。

病史同前，末次月经：2018 年 1 月 25 日，末前次月经：2017 年 12 月 13 日，量中。BBT 近典型双相。纳眠可，二便调。

舌淡，脉细滑。

方药：

车前子 10g^{（包煎）}	当　归 10g	川续断 15g	泽　兰 10g

杜　仲 15g	茵　陈 10g	夏枯草 10g	月季花 6g
川　芎 5g	丝瓜络 10g	三七粉 3g^{（分冲）}	桂　枝 3g
蛇床子 3g			

7 剂

十诊：2018 年 4 月 27 日。

病史同前，末次月经：2018 年 3 月 25 日，量中。BBT 近典型双相。纳眠可，二便调。

舌淡红，苔薄白，脉细滑。

辅助检查：

2018 年 3 月 27 日查性激素：FSH 4.49IU/L，LH 3.19IU/L，E_2 128.56pmol/L，T 0.43nmol/L，PRL 218.96mIU/L。

方药：

冬瓜皮 15g	桔　梗 10g	浙贝母 10g	当　归 10g
川　芎 5g	葛　根 3g	川续断 15g	桑寄生 15g
杜　仲 10g	月季花 6g	桃　仁 10g	瞿　麦 5g
丝瓜络 10g	菟丝子 15g		

7 剂，逢月经停 5 天

【分析】患者月经错后 4 年、闭经 1 年，平素嗜食辛辣生冷，体重增加，毛孔粗大，体毛浓重，有明显的脾肾不运、水湿停聚之象，加之激素的连续鼓动，致使肾之气化功能受损、湿浊阻滞冲任血海，属于多囊卵巢综合征的典型临床类型。初诊着重治以除湿补肾，嘱患者戒除不良饮食方式，减少湿浊之邪的生成，药后痤疮好转，并见月经复来，说明除湿补肾的治疗方向正确。逐步加用养血活血药，以填充血海，充实月经物质基础，当湿浊渐化、阴血得复之时，适时给予桂枝、瞿麦、蛇床子、巴戟天等药物，属于促进下焦气化的考虑，守法持续治疗近 1 年，卵巢排卵功能逐步恢复。

十、脾肾两虚，气血不足案

宋某，女，21 岁，未婚。初诊日期：2013 年 11 月 15 日。

主诉：月经稀发 6 年。

现病史：14 岁初潮，5 天 /30 天，量中，痛经（＋），能忍。高中后因学习紧张出现月经稀发，（3 ～ 4）天 /（30 ～ 90）天，外院诊断为多囊卵巢综合征，2009 年 6 月开始服用黄体酮，有撤血，继服达英 –35 治疗，其后中西药物间断治疗。2013 年 6 月停药，月经仍处稀发状态，遂求诊于此。刻下症：形体瘦弱，毛发不重，鼻部皮肤毛孔明显，双乳发育欠佳，有脱发，纳食一般，大便时溏。舌瘦淡，苔白，脉细滑无力。

既往史：未婚，否认性生活史。

辅助检查：

2013 年 7 月查性激素：FSH 5.01IU/L，LH 18.82IU/L，E_2 106.10pmol/L，T 2.73nmol/L，PRL 428.24mIU/L。

2013 年 7 月查 B 超：子宫 4.3cm×3.8cm×3.3cm，内膜 0.3cm。右卵巢 3.0cm×2.6cm，内见卵泡 9 ～ 10 个，直径 0.5 ～ 0.9cm，左卵巢 3.1cm×2.7cm，内见卵泡 7 ～ 8 个，直径 0.4 ～ 0.8cm。

西医诊断：多囊卵巢综合征。

中医诊断：月经稀发。

辨证：脾肾两虚，气血不足。

治法：补肾健脾，滋阴养血。

方药：

菟丝子 15g	当 归 10g	首 乌 10g	玉 竹 10g
合欢皮 10g	川续断 15g	阿胶珠 12g	枸杞子 12g
山 药 12g	白 术 10g	百 合 10g	蛇床子 3g

20 剂

二诊：2014 年 4 月 29 日。

病史同前，末次月经：2010 年 3 月 28 日，量少。BBT 有上升。纳眠可，大便时溏。

舌瘦淡红，苔白，脉细滑。

方药：

车前子 10g（包煎）	北沙参 15g	茜　草 12g	瞿　麦 5g
川续断 12g	丹　参 10g	夏枯草 12g	月季花 6g
茵　陈 10g	杜　仲 10g	桃　仁 10g	川　芎 5g

20 剂，逢月经停 5 天

三诊：2014 年 6 月 17 日。

病史同前，末次月经：2014 年 6 月 12 日，末前次月经：2014 年 5 月 3 日。BBT 不典型双相。痛经好转，纳可，二便调。

舌瘦暗，苔白，脉沉弦滑。

方药：

阿胶珠 12g	太子参 12g	泽　兰 10g	枸杞子 15g
茵　陈 10g	夏枯草 10g	月季花 6g	当　归 10g
百　合 10g	丝瓜络 10g	车前子 10g（包煎）	三七粉 3g（分冲）
桂　枝 3g			

20 剂

四诊：2014 年 7 月 29 日。

病史同前，末次月经：2014 年 7 月 9 日，精力体力好转，脱发改善，BBT 上升 5 天。纳可，二便调。

舌瘦暗，苔白，脉细滑。

方药：

冬瓜皮 15g	泽　兰 10g	太子参 12g	茵　陈 10g

| 丝瓜络 10g | 月季花 6g | 枸杞子 15g | 当　归 10g |
| 丹　参 10g | 三　棱 10g | 车前子 10g (包煎) | 三七粉 3g (分冲) |
| 桂　枝 3g。 |

20 剂，月经第 5 天服药

五诊：2014 年 9 月 23 日。

病史同前，末次月经：2014 年 8 月 17 日。BBT 不典型双相。纳眠可，二便调。

舌瘦暗，脉细滑无力。

方药：

枸杞子 12g	川续断 15g	玉　竹 12g	石　斛 10g
桃　仁 10g	车前子 10g (包煎)	女贞子 15g	钩　藤 10g
葛　根 5g	川　芎 5g	地骨皮 10g	生甘草 5g

20 剂

六诊：2014 年 11 月 11 日。

病史同前，末次月经：2014 年 10 月 14 日。BBT 单相。纳眠可，二便调。

舌瘦嫩淡，脉细滑。

方药：

旋覆花 12g	茯　苓 10g	泽　兰 10g	桃　仁 10g
白　术 10g	扁　豆 10g	丹　参 10g	川续断 15g
丝瓜络 10g	冬瓜皮 15g	车前子 10g (包煎)	桑寄生 15g
杜　仲 10g

20 剂

七诊：2014 年 12 月 30 日。

病史同前，末次月经：2014 年 12 月 16 日，量中。经前 BBT 不典型双相，现 BBT 单相。

舌瘦嫩淡，脉细滑。

方药：

太子参 12g   当 归 10g   川续断 15g   百 部 10g

冬瓜皮 12g   茯 苓 12g   合欢皮 10g   桑寄生 15g

巴戟天 5g   杜 仲 10g   阿胶珠 12g   蛇床子 3g

7 剂

八诊：2015 年 2 月 17 日。

病史同前，末次月经：2015 年 1 月 16 日，量中。BBT 不典型双相。纳眠可，二便调。

舌淡红，脉细滑。

方药：

车前子 10g^{（包煎）} 当 归 10g   川续断 15g   泽 兰 10g

杜 仲 15g   茵 陈 10g   夏枯草 10g   月季花 6g

川 芎 5g   丝瓜络 10g   三七粉 3g^{（分冲）} 桂 枝 3g

20 剂

九诊：2015 年 4 月 28 日。

病史同前，末次月经：2015 年 4 月 25 日。BBT 典型双相。

舌淡红，苔薄白，脉细滑。

方药：

太子参 15g   龙眼肉 3g   当 归 10g   川 芎 5g

荷 叶 10g   茯 苓 10g   薏苡仁 15g   白 术 10g

桃 仁 10g   瞿 麦 5g   丝瓜络 10g   菟丝子 15g

蛇床子 3g   地骨皮 10g

20 剂

十诊：2015 年 5 月 26 日。

病史同前，末次月经：2015 年 4 月 25 日。BBT 近典型双相。

舌淡红，苔薄白，脉细滑。

辅助检查：

2015 年 4 月 27 日查性激素：FSH 4.49IU/L，LH 3.19IU/L，E$_2$ 128.56 pmol/L，T 0.40nmol/L，PRL 218.96mIU/L。

方药：

冬瓜皮 15g	桔　梗 10g	浙贝母 10g	当　归 10g
川　芎 5g	葛　根 3g	川续断 15g	桑寄生 15g
杜　仲 10g	月季花 6g	桃　仁 10g	瞿　麦 5g
丝瓜络 10g	菟丝子 15g		

20 剂，逢月经停 5 天

【分析】多囊卵巢综合征是妇科的疑难病症，临床确实存在不同的类型。对于部分患者摒弃后天不良的生活方式具有重要的治疗价值，而对于另一些人来讲，弥补先天的不足是临床获愈的唯一希望。本例患者发病年龄较早，无明确的不良生活习惯，形体发育瘦弱，纳食一般，大便时溏，当属先天脾肾之气不足，血海失于充养，与前面讲述的病例有显著不同，治疗中以补益脾肾为持续关注点，着力增加气血的化生，逐步填充血海之不足，酌情祛除湿浊、调整气化功能，历经十诊方显转机。柴嵩岩教授认为，治疗中最要紧的环节是恢复"气化"功能，祛除病因、利湿化浊、补益脾肾、填充血海、开发上焦、温动下元等种种努力均意在促成"气化"的发生，然而这个过程有时可能会相当漫长，这就要求医生能够明晰医理、坚定信念，鼓励患者通过坚守治疗而最终获益。

十一、脾肾两虚，痰湿水泛案

赵某，女，27 岁，已婚。初诊日期：2016 年 11 月 15 日。

主诉：月经稀发 2 年。

现病史：12 岁初潮，既往月经规律 5 天 /30 天，量中，痛经（–）。近 2 年无明显诱因出现月经稀发、经期延长，（5 ～ 15）天 /（1 ～ 6）个月。于当地医院就诊，诊断为多囊卵巢综合征，患者未予重视，未系统治疗。末次月经：2016 年 10 月 24 日，末前次月经：2016 年 9 月 20 日。平素喜食公鸡肉。刻下症：形体偏胖，面部痤疮，易劳累困倦，纳眠可，二便调。舌嫩胖大，脉细滑无力。

婚育史：G0，结婚 3 年，未避孕未孕 2 年。

辅助检查：

2016 年 10 月 25 日查性激素：FSH 4.72IU/L，E_2 166.25pmol/L，PRL 200.76mIU/L，LH 10.2IU/L，T 2.32nmol/L。

2016 年 11 月 6 日查 B 超：子宫 5.1cm×4.3cm×3.4cm，内膜 1.2cm，右卵巢 4.0cm×3.3cm，左卵巢 4.5cm×2.5cm，两卵巢内均见大于 10 个卵泡。

西医诊断：多囊卵巢综合征，原发性不孕症。

中医诊断：月经稀发，无子。

辨证：脾肾两虚，痰湿水泛。

治法：补肾健脾，利水通利。

方药：

北沙参 15g	冬瓜皮 15g	丹　参 10g	桑　叶 10g
生甘草 5g	浙贝母 10g	茵　陈 10g	泽　兰 10g
夏枯草 10g	白扁豆 10g	泽　泻 10g	槐　花 5g
桑　枝 10g			

7 剂

二诊：2016 年 12 月 13 日。

病史同前，末次月经:2016 年 12 月 1 日，12 月 4 日至 12 月 5 日量多，带经至今，BBT 单相波动。

舌淡胖大，脉细滑无力。

方药：

冬瓜皮 15g	生牡蛎 15g	仙鹤草 12g	柴　胡 3g
地骨皮 6g	侧柏炭 12g	益母草 10g	白　术 10g
大　蓟 12g	小　蓟 12g	枸杞子 10g	茯　苓 10g
莲　须 10g			

7剂

三诊：2017年2月21日。

病史同前，末次月经：2017年1月16日，7天干净，月经量较前减少。BBT单相波动。面部皮肤未见明显好转。

舌淡，脉细滑。

方药：

冬瓜皮 15g	车前子 10g^{（包煎）}	当　归 10g	远　志 5g
月季花 5g	夏枯草 10g	川　芎 5g	杜　仲 10g
菟丝子 16g	香　附 10g	茯　苓 10g	白　术 10g

7剂

四诊：2017年3月14日。

病史同前，末次月经：2017年1月16日，7天干净。BBT单相波动。纳眠可，二便调。

舌苔黄，脉细滑。

方药：

冬瓜皮 12g	泽　泻 10g	丹　参 10g	猪　苓 6g
夏枯草 10g	茯　苓 10g	川　芎 5g	当　归 10g
月季花 6g	桂　枝 3g	川续断 15g	苏　木 10g

7剂

五诊：2017年4月18日。

病史同前，末次月经：2017 年 4 月 16 日，6 天干净，量中。BBT 单相波动。面部皮肤未见明显好转。

舌淡，脉细滑。

方药：

阿胶珠 12g	仙鹤草 15g	杜 仲 10g	浙贝母 10g
女贞子 15g	菟丝子 15g	白 芍 10g	荷 叶 10g
侧柏炭 12g	鱼腥草 10g	茵 陈 10g	青 蒿 6g

7 剂

六诊：2017 年 5 月 23 日。

病史同前，末次月经：2017 年 4 月 16 日，6 天干净，量中。BBT 单相波动。

舌肥，脉细滑。

方药：

旋覆花 10g	薏苡仁 15g	当 归 10g	丹 参 10g
夏枯草 10g	砂 仁 5g	桔 梗 10g	扁 豆 10g
车前子 10g（包煎）	茜 草 12g	荷 叶 10g	杜 仲 10g
益母草 10g			

7 剂

七诊：2017 年 6 月 20 日。

病史同前，末次月经：2017 年 6 月 1 日，行经 11 天。BBT 现有上升趋势。

舌嫩暗，苔不均黄，脉沉细滑有力。

方药：

太子参 12g	玫瑰花 5g	青 蒿 6g	玉 竹 10g
地骨皮 10g	浙贝母 10g	茜 草 10g	荷 叶 10g
女贞子 12g	丹 参 10g	桔 梗 10g	杜 仲 10g

7剂

八诊：2017年7月4日。

病史同前，末次月经：2017年6月1日，行经11天。BBT单相，不稳定。

舌淡，脉细滑。

方药：

车前子10g^(包煎)	阿胶珠12g	月季花6g	杜　仲10g
太子参12g	冬瓜皮15g	白　术10g	川　芎5g
桑寄生15g	巴戟天3g	桃　仁10g	香　附10g

7剂

九诊：2017年8月22日。

病史同前，BBT双相，夫妻生活未标注。纳眠可，二便调。

方药：

全当归10g	浙贝母10g	郁　金6g	益母草6g
车前子10g^(包煎)	川　芎5g	杜　仲10g	白　芍10g
桑寄生15g			

7剂，月经第5天开始服用

十诊：2017年9月5日。

病史同前，末次月经：2017年8月31日，行经6天，末前次月经：2017年8月1日，行经7天。经前BBT不典型双相。

舌肥，淡红，脉细滑无力。

方药：

车前子10g^(包煎)	夏枯草10g	茜　草10g	续　断15g
浙贝母10g	黄　精10g	桂　枝3g	薏苡仁15g
白　术10g	乌　药6g	香　附10g	

7剂

十一诊：2017 年 10 月 10 日。

病史同前，末次月经：2017 年 10 月 14 日，行经 5 天，末前次月经：2017 年 8 月 31 日，行经 6 天。经前 BBT 不典型双相。

舌淡，脉细滑。

方药：

太子参 12g	车前子 10g^{（包煎）}	白　术 10g	桂　枝 3g
丝瓜络 10g	全当归 10g	远　志 5g	茯　苓 10g
月季花 6g	川续断 15g	川　芎 5g	香　附 10g

7 剂

十二诊：2017 年 10 月 24 日。

病史同前，末次月经：2017 年 10 月 4 日，行经 5 天。经前 BBT 不典型双相。

舌淡，脉细滑。

方药：

枸杞子 12g	全当归 10g	桂　枝 3g	泽　兰 10g
车前子 10g^{（包煎）}	浙贝母 10g	川　芎 5g	茵　陈 10g
夏枯草 10g	黄　精 10g	桃　仁 10g	瞿　麦 5g
桑寄生 15g	枳　壳 10g	砂　仁 6g	

7 剂

十三诊：2017 年 11 月 21 日。

停经 48 天。

病史同前，末次月经：2017 年 10 月 4 日。BBT 高温相平稳。

舌淡暗，脉沉滑偏弱。

辅助检查：

2017 年 11 月 11 日查激素：P 40.07nmol/L，HCG 1129.6mIU/mL。

2017 年 11 月 11 日查 B 超：子宫 6.4cm×5.9cm×5.5cm，内膜 2.9cm，

右卵巢可见 5.2cm×3.6cm 无回声，边界清楚，周边见血流，左附件区未见明显肿物。

2017 年 11 月 13 日查激素：P 58.67nmol/L，HCG 5845.6mIU/mL。

2017 年 11 月 16 日查 B 超：子宫 7.0cm×7.4cm×7.2cm，宫腔偏右侧可见妊娠囊 1.2cm×1.0cm×0.9cm，未见清晰胎芽，右附件区囊性包块 6.6cm×5.9cm×4.5cm。

2017 年 11 月 19 日查激素：P 58.67nmol/L，HCG 15944.4mIU/mL。

方药：

覆盆子 15g	侧柏炭 15g	白　术 10g	荷　叶 10g
菟丝子 15g	苎麻根 10g	茵　陈 6g	茯　苓 10g
生甘草 5g	莲　须 10g		

7 剂

十四诊： 2017 年 11 月 28 日。

停经 55 天。

病史同前，末次月经：2017 年 10 月 4 日。BBT 高温相平稳。

舌苔白，左脉细滑，右脉滑而有力。

辅助检查：

2017 年 11 月 23 日查 B 超：子宫 7.7cm×6.8cm×5.6cm，宫腔偏右侧可见妊娠囊 1.6cm×1.9cm×1.0cm，内见胎芽 0.4cm，胎心搏动可见。右附件区囊性包块 7.8cm×6.7cm×5.5cm。左附件未见明显异常回声。

2017 年 11 月 23 日查激素：P 49.00nmol/L，HCG 24441mIU/mL。

方药：

覆盆子 15g	枸杞子 12g	白　术 10g	莲　须 6g
菟丝子 15g	侧柏炭 12g	荷　叶 10g	山　药 10g
苎麻根 10g	椿根皮 5g	茯　苓 10g	

7 剂

十五诊：2017 年 12 月 12 日。

孕 10 周。

病史同前，末次月经：2017 年 10 月 4 日。BBT 高温相平稳。

舌淡暗，脉细滑无力。

辅助检查：

2017 年 12 月 6 日查激素：P 55.01nmol/L，HCG 47162.60mIU/mL。

方药：

太子参 10g	菟丝子 12g	白　术 10g	山　药 12g
苎麻根 10g	侧柏炭 15g	竹　茹 6g	茯　苓 10g
椿根皮 5g	覆盆子 15g	荷　叶 10g	

7 剂

【分析】本例多囊卵巢综合征患者有饮食的偏嗜，形体较为肥胖。舌质嫩淡多属体虚，气血不足，而舌体胖大为体内湿邪的表现。其证候的特殊性是带经日久。柴嵩岩教授认为，多囊卵巢综合征多有下焦痰浊凝聚，治疗原则应取宣散气机，但本例患者具有带经日久的出血情况，应需兼顾止血治疗。但收涩止血药必然影响气机运行，柴嵩岩教授常说"出血的多卵囊巢给综合征治疗困难"，就是因为气化的方向难以把控。在调和宣散气机与固敛止血矛盾时，柴嵩岩教授紧扣顺应周期的法则，在带经出血的后期给予清热固敛治疗，于经后期着力于祛瘀利湿化浊，并注重调整饮食习惯，祛除导致出血的致病因素，根据周期给予益气健脾、补肾益精、活血利湿治疗。随着患者双相体温的逐步恢复，适时鼓动肾气兴发气机，在患者成功受孕后，更着力于益肾清热、稳固胎元，终令患者完成求子凤愿。

十二、肝郁血瘀，湿滞胞络案

董某，女，27 岁，已婚。初诊日期：2008 年 12 月 20 日。

主诉：月经稀发 7 年。

现病史：14 岁初潮，月经规律，5 天 /（28 ～ 30）天，量中，痛经
（－）。2001 年患者自外地来京工作，自感压力大，工作中诸事不顺，情绪
较为压抑，半年后出现月经 5 天 /（2 ～ 6）个月。2008 年 8 月外院诊断为
PCOS，2008 年 11 月外院建议予达英 –35，患者未服用，要求中药治疗。
末次月经：2008 年 10 月 13 日，末前次月经：2008 年 2 月 3 日。刻下症：
就诊时停经 2 个多月，右乳头周围有长毛，脐下及腿毛重，上唇有胡须，
纳眠可，二便调。舌暗嫩红，苔白，脉细弦。

既往史：G0，患者结婚 3 年，工具避孕，2008 年 8 月解除避孕求子。

西医诊断：多囊卵巢综合征。

中医诊断：月经后期。

辨证：肝郁血瘀，湿滞胞络。

治法：疏肝理气，活血利湿通络。

方药：

阿胶珠 12g	车前子 10g^{（包煎）}	丝瓜络 10g	益母草 10g
远　志 6g	大腹皮 10g	桃　仁 10g	川　芎 5g
枳　壳 10g	莱菔子 12g	川续断 20g	三七粉 3g^{（分冲）}

20 剂

【分析】本案患者离家赴京工作不顺，情志抑郁，气机不畅，气滞血
瘀，冲任阻滞，故见月经稀发；肝木乘脾土，脾失运化，湿邪内生，蕴久
化热，可见体毛重诸症。舌脉可见为肝郁血瘀湿滞之证。首诊治以疏肝理
气，活血利湿通络为法。以丝瓜络、川芎、枳壳、莱菔子、大腹皮疏肝理

气通络，车前子、桃仁、益母草活血利水，三七粉活血化瘀散结，阿胶珠养血、川续断活血补肾兼顾其本。首诊考虑患者气血瘀滞较重，柴嵩岩教授先以疏肝理气，活血利湿通络为主法，祛邪为主，兼以扶正，谓之"解外衣"，也体现了柴嵩岩教授常说的治疗疾病的层次概念。

二诊：2009 年 1 月 10 日。

病史同前，BBT 单相，低温相平稳。

舌暗嫩，苔薄白，脉细滑。

方药：

枸杞子 12g	川续断 12g	桂　枝 3g	浙贝母 10g
泽　泻 10g	冬瓜皮 20g	百　部 10g	白　术 10g
茵　陈 10g	淫羊藿 5g	蛇床子 3g	丹　参 10g

20 剂

三诊：2009 年 2 月 14 日。

病史同前，BBT 单相，低温相平稳。

舌暗，苔白，脉细滑。

方药：

菟丝子 15g	车前子 10g^{（包煎）}	丝瓜络 10g	香　附 10g
远　志 6g	桂　枝 3g	当　归 10g	路路通 10g
巴戟天 3g	乌　药 6g	茵　陈 10g	杜仲炭 10g

7 剂

【分析】第二诊、第三诊通过疏肝活血利湿，使邪渐去，阴血渐复，故稍加温动之品，以助肾阳，促其排卵，并根据 BBT 指导同房。

四诊：2009 年 3 月 14 日。

病史同前，BBT 从 2009 年 2 月 15 日（最低点）开始上升，2009 年 2 月 20 日开始下腹隐痛，无阴道出血。

舌暗红，苔薄白，脉细滑。

方药：

菟丝子 15g　　　苎麻根 6g　　　黄　芩 6g　　　山　药 15g

枸杞子 15g　　　莲子心 3g　　　远　志 6g　　　椿　皮 5g

百　合 10g　　　地骨皮 10g

14 剂

【分析】第四诊患者已妊娠，柴嵩岩教授认为 PCOS 患者的病机之本在于脾肾不足，而肾主胞胎，妊娠后阴血下聚以养胎，阴血相对不足，阴虚生内热，热扰冲任，故见腹痛等胎动不安诸症，舌暗红、脉细滑为肾虚有热之征，治以益肾清热安胎。

本案体现柴嵩岩教授临床诊治的灵活性，初诊以疏肝活血利湿为法，以祛其邪，待邪去阴血复，则以温动之品促排卵，结合 BBT，指导患者把握时机促孕。整个诊治过程如行云流水般流畅。

十三、气虚冲任不固案

付某，女，16 岁，未婚。初诊日期：2010 年 10 月 14 日。

主诉：月经紊乱 3 年，阴道不规则出血 20 余天。

现病史：13 岁初潮起即月经紊乱，或稀发或淋沥不尽，（4～30）天／（1～3）个月，曾在外院就诊，诊断为 PCOS，间断口服黄体酮撤血。近 1 年间断中药治疗，未见明显缓解。末次月经：2010 年 9 月 28 日至今，前淋沥，后量多。刻下症：阴道出血量多，无头晕等不适，左乳明显增大，右乳明显小，颈部棘皮症。身高 166cm，体重 95kg。梦多，二便尚可。舌淡，脉细滑。

西医诊断：多囊卵巢综合征。

中医诊断：崩漏。

辨证：气虚冲任不固。

治法：益气固冲，止血调经。

方药：

生牡蛎 20g	太子参 12g	北沙参 15g	白 芍 10g
桔 梗 10g	百 部 6g	郁 金 6g	合欢皮 10g
大 蓟 12g	小 蓟 12g	仙鹤草 10g	益母草 10g
金银花 10g	莲 须 10g		

7 剂

二诊：2010 年 10 月 21 日。

家属代诉：PCOS 病史，服药后阴道出血明显减少，余无不适。

方药：

生牡蛎 20g	苦丁茶 3g	北沙参 20g	川贝母 10g
郁 金 6g	丹 参 10g	茅 根 20g	大 蓟 15g
小 蓟 15g	白 术 10g	扁 豆 10g	荷 叶 10g
合欢皮 10g	泽 泻 10g		

20 剂

三诊：2010 年 11 月 18 日。

病史同前，末次月经：2010 年 10 月 30 日，带经 8 天，现 BBT 单相、波动，右乳房较前稍大，左乳房较前缩小，两个乳房大小接近一致，大便不成形。

舌嫩暗，左脉细滑有力。

方药：

冬瓜皮 20g	浙贝母 10g	郁 金 6g	百 部 6g
茜草炭 10g	薏苡仁 12g	蛇床子 3g	车前子 10g [包煎]
川 芎 5g	川续断 15g	仙鹤草 12g	旱莲草 15g
茅 根 15g	当 归 10g		

14 剂

【分析】根据患者症状、体征及既往病史，多囊卵巢综合征的诊断明确，为典型的脾肾不足的多囊卵巢综合征（异常子宫出血型）。急者治标，首诊方以北沙参、太子参益气止血，生牡蛎、白芍、大蓟、小蓟、仙鹤草、莲须固冲止血；为防固涩太过，佐用郁金、合欢皮、益母草以活血化瘀，合止血药以达止血不留瘀之效；百部、金银花清热解毒，一则清血热安血海以助止血，二则防出血时间长导致上行性感染的发生；桔梗升提走上以助止血并载诸药上行。诸药合用，共达益气固冲止血之目的。

本医案中患者两乳房大小明显不对称，左乳大，右乳小，曾在其他医院就诊，未予治疗方案。患者因此心理负担重，性格内向，郁郁寡欢。而乳房不对称的病因病机及治法，中医古籍未见相关论述。症状明显，西医学治疗方法除了整形别无他法。第二诊时患者阴道出血明显减少，二诊处方柴嵩岩教授的治疗颇具灵活性，中医基础理论认为，胸部脏腑分布是左为肝，右属肺，患者左乳大，右乳小，结合脏腑的五行属性分析，左乳大提示肝木旺，右乳小提示肺金不足，故治疗当伐木生金。然肝主疏泄，不可直接克伐其生生之性，而水生木，可通过泻肾水来伐木（方中苦丁茶、泽泻之意）；土生金，健脾胃而补肺气（方中北沙参、扁豆、白术之意）。

第三诊复诊，疗效堪称神奇：患者偏小的右乳房逐渐长大，而明显增大且下垂的左乳房居然逐渐回缩、上提；患者月经自然来潮，带经8天而自止。处方以补肾利湿和固冲并重为其特点。柴嵩岩教授强调，第二诊方中苦丁茶可以泻肾气，古书记载该药有"断产之弊"，故不可久用，中病即止。

十四、气阴不足，湿热瘀滞案

张某，女，26岁，已婚。初诊日期：2018年10月30日。
主诉：月经错后10余年。

现病史：13 岁初潮，既往月经 7 天 /（30 ～ 60）天，量中，色红，血块（–），痛经（–）。2013 年于外院诊断为 PCOS，口服达英 –35 治疗 4 年。2018 年 1 月停服达英 –35，后开始服用来曲唑促排卵治疗 4 次。末次促排时间：2018 年 10 月 4 日，方案：来曲唑 2 片，5 天。2018 年 6 月至 9 月再次口服达英 –35 治疗。末前次月经：2018 年 9 月 6 日（达英 –35，10 天），末次月经：2018 年 10 月 3 日（达英 –35，15 天），均量少。近 5 个月基础体温均为单相。刻下症：乳头、脐下见毳毛，面色苍黄，面部可见陈旧瘢痕，面部后背痤疮明显，颈后无明显棘皮。纳可，眠安，二便调。现基础体温单相、低温相。舌嫩暗，苔剥（彩图 5-14-1），左脉沉滑稍数，右脉沉细。

既往史：G0，结婚 2 年，计划调理后妊娠。

辅助检查：

2015 年 8 月 19 日查性激素：FSH 8.43 IU/L，LH 15.06 IU/L，E_2 161.48pmol/L，T 4.03nmol/L，PRL 133.56mIU/L，P 1.91nmol/L。

2017 年 8 月 6 日查性激素：FSH 10.73 IU/L，LH 7.52IU/L，E_2 213.63pmol/L，T 2.53nmol/L，PRL 225.99mIU/L，P 1.56nmol/L。

2018 年 6 月 2 日查性激素：FSH 9.71IU/L，LH 25.28 IU/L，E_2 402.93pmol/L，T 4.164nmol/L，PRL 161.54mIU/L，P 1.62nmol/L。

2018 年 9 月 7 日查性激素：FSH 6.64 IU/L，LH 2.89IU/L，E_2 113.62pmol/L，T 1.94nmol/L。

2017 年 8 月 6 日：胰岛素（0）2.93μIU/mL，胰岛素（120）22.55μIU/mL，葡萄糖（餐后 2 小时）7.6mmol/L，促甲状腺激素 1.468μIU/mL。

2017 年 7 月 28 日查 B 超：子宫 4.8cm×3.9cm×3.0cm，内膜 0.6cm，左卵巢 2.8cm×1.3cm，右卵巢 2.6cm×2.8cm。

西医诊断：多囊卵巢综合征。

中医诊断：月经后期。

辨证：气阴不足，湿热瘀滞。

治法：滋补阴血，健脾益气。

方药：

阿胶珠 12g	茵　陈 10g	枳　壳 10g	陈　皮 10g
当　归 10g	杜　仲 10g	月季花 6g	桂　枝 3g
茯　苓 10g	冬瓜皮 10g	白　术 10g	茜　草 10g
益母草 10g			

7 剂

医嘱：饮食忌食羊、鸡肉、虾、零食、乳制品，可食牛肉、山药、扁豆、有鳞鱼。

【分析】患者为育龄期女性，表现为月经稀发，外院多囊卵巢综合征诊断明确，曾应用达英-35 降睾酮及来曲唑促排卵治疗，病情未见明显好转。本例多囊卵巢综合征中医证属气阴不足，湿热瘀滞证。治疗当以滋补阴血，健脾益气为主，佐以清热利湿化瘀。首诊用方，以阿胶珠为君，补血滋阴润燥，固本培元；佐以当归，助补血活血；以杜仲、白术为臣，以补肾健脾益气；佐以少量桂枝调理气机，增强气化功能；以茵陈、枳壳、陈皮、冬瓜皮、茯苓为佐，共奏清热理气化湿之功，使补而不滞；辅以益母草、茜草、月季花祛瘀滞，标本兼顾。同时对患者进行饮食的调护，以防止阴血进一步耗损，亦助脾气的恢复。

二诊：2018 年 12 月 18 日。

病史同前，末次月经：2018 年 11 月 23 日，带经 7 天，经前 BBT 不典型双相，现 BBT 单相、低温相。

舌嫩暗，脉细滑。

方药：

冬瓜皮 15g	当　归 10g	川续断 15g	川　芎 5g
丝瓜络 10g	月季花 6g	郁　金 6g	苏　木 10g

车前子 10g^{（包煎）}　菟丝子 15g　　　白　术 10g　　　浙贝母 10g

21 剂

【分析】首方服药 1 个多月后，患者月经来潮，经前基础体温示不典型双相，脉由沉细转为细滑，提示阴血渐复，肾气渐充。第二诊用方，予川续断、菟丝子、白术健脾补肾益气；予冬瓜皮、车前子、浙贝母共奏清热利湿散结之功；予当归、川芎、月季花、郁金、苏木共达养血活血化瘀之效；丝瓜络通经活络。

三诊：2019 年 2 月 26 日。

病史同前，末次月经：2019 年 1 月 8 日，经前 BBT 不典型双相。

舌淡，脉细滑。

辅助检查：

2019 年 1 月 8 日查性激素：FSH 5.77IU/L，LH 7.13IU/L，E_2 160.71pmol/L，P 2.86nmol/L，T 0.34nmol/L。

方药：

太子参 10g　　　仙鹤草 10g　　　覆盆子 12g　　　白　术 10g

椿根皮 6g　　　白茅根 10g　　　茯　苓 10g　　　川续断 15g

杜　仲 10g　　　地骨皮 10g　　　郁　金 6g

7 剂

【分析】第三诊时，患者月经恢复，经前 BBT 不典型双相，提示排卵功能有一定恢复，病情好转。

十五、肾虚，湿热瘀阻冲任案

邓某，女，26 岁，已婚。初诊日期：2018 年 10 月 18 日。

主诉：月经稀发 13 年。

现病史：13 岁初潮，月经不规律，7 天/28 天～6 个月，量中，无痛经。2014 年 9 月因阴道不规则出血，于外院查性激素提示雄烯二酮＞ 10ng/mL，考虑为 PCOS，予达英 –35 口服共 3 个月，复查雄烯二酮降至正常。此后月经仍稀发，未系统诊治。2017 年曾口服优思明半年。末次月经：2018 年 7 月。BBT 单相波动。刻下症：面部痤疮，纳眠可，大便质黏。舌暗，苔黄腻，脉细。

既往史：G0P0，结婚 1 年，未避孕 3 个月，有生育要求。

辅助检查：

2014 年 9 月 5 日查 B 超：子宫 3.7cm×2.7cm×4.0cm，肌层回声尚均匀，未见异常回声，内膜回声均匀，厚 0.3cm。左卵巢 2.2cm×1.5cm，右卵巢 3.2cm×2.0cm，双附件未见异常。盆腔少量积液 0.5cm。

2014 年 9 月 6 日查性激素：FSH 6.78IU/L，LH 16.9IU/L，$E_2$255.07 pmol/L，T 2.12nmol/L，PRL 589.36mIU/L，AND ＞ 10ng/mL。

2018 年 4 月 19 日查 B 超：子宫 4.4cm×4.0cm×3.5cm，内膜 0.5cm。左卵巢 3.2cm×2.5cm，右卵巢 4.05cm×2.5cm，双卵巢多囊样改变。

2018 年 6 月 1 日查性激素：FSH 7.1IU/L，LH 14.55IU/L，E_2 188.90pmol/L，T 3.18nmol/L，PRL 438.84mIU/L。

2018 年 6 月 21 日查 B 超：子宫前位，大小 4.2cm×3.4cm×3.0cm，回声均匀，内膜 0.5cm（双层）。右卵巢 3.2cm×2.2cm，内可见大于 12 个囊性回声，最大直径 0.8cm。左卵巢 3.0cm×1.9cm，内可见大于 12 个囊性回声，最大直径 0.6cm。

西医诊断：多囊卵巢综合征。

中医诊断：月经后期。

辨证：肾虚，湿热瘀阻冲任。

治法：祛湿清热，补肾化瘀。

方药：

当　归 10g	茜　草 10g	冬瓜皮 10g	茵　陈 10g
茯　苓 10g	川续断 15g	桑　叶 10g	杜　仲 10g
菟丝子 15g	香　附 10g	百　合 10g	川　芎 5g
白茅根 10g	郁　金 6g		

20 剂

【分析】患者自初潮起月经稀发，雄烯二酮水平高，B 超提示双侧卵巢均可见多囊样改变，故 PCOS 诊断成立。柴嵩岩教授认为，多囊卵巢综合征的主要病机为脾肾不足、湿浊阻滞下焦，其中肾不足为本，湿浊阻滞为标，当本虚标实同时存在时，应先利湿化浊以治标，正所谓"先去外衣"。患者现面部痤疮明显，大便质黏，苔黄腻，湿浊日久有化热之势，故以冬瓜皮、茵陈、白茅根利湿清热，茯苓健脾渗湿。补肾药柴嵩岩教授未采用熟地黄、枸杞子等过于滋腻之品，而选用杜仲、川续断、菟丝子三味。杜仲微甘微辛，性温，入肾经气分，补肝肾，且补而不滞；川续断入肾经血分，有补肝肾、行血脉之功效；菟丝子平补肝肾，不燥不腻。此三味药既可补肾，又无生湿助热之弊。患者现月经 3 个月未行，辅以当归、茜草、川芎、香附活血化瘀通经，加入 6g 郁金，意在疏肝解郁，又可活血化瘀，郁金性凉，而无耗伤阴血及助热之虞。全方共奏祛湿清热，补肾化瘀之效。

二诊：2018 年 11 月 11 日。

病史同前，BBT 有上升趋势，排卵试纸可见强阳性，无明显腹痛腰酸等不适。

舌暗，苔黄腻，脉细。

方药：

| 冬瓜皮 15g | 薏苡仁 10g | 白　术 10g | 川　芎 5g |
| 茜　草 10g | 当　归 10g | 月季花 6g | 茯　苓 10g |

| 玉　竹 10g | 夏枯草 10g | 浙贝母 10g | 泽　泻 10g |
| 槐　花 5g | 枳　壳 6g | 茅　根 10g | |

40 剂

【分析】患者 BBT 趋于平稳，并有上升趋势，排卵试纸可见强阳性，说明前方治疗有效，继予清热利湿化瘀为法。柴嵩岩教授独创之"二阳致病"学说，提出胃与大肠之浊热积聚，久而溢入血分，血海伏热，灼伤阴血而闭经。该患者面部痤疮，舌苔黄腻，大便质黏，为阳明有热之象，故本方加入槐花、泽泻。槐花苦寒下降，可清大肠热，柴嵩岩教授常用其治疗阳明蕴热导致的痤疮，每获良效；泽泻可"泻肾经之邪火，利下焦之湿热"。因患者有生育要求，故嘱患者先服 5 ～ 7 剂，余药在月经第 5 天后再服，可见柴嵩岩教授用药之细致周全。

三诊：2018 年 12 月 12 日。

病史同前，末次月经：2018 年 11 月 24 日，带经 7 天，量可。经前 BBT 高温 11 天（不稳定）。现 BBT 低温相，平稳。

舌暗，苔腻，脉细滑。

方药：

冬瓜皮 15g	白　术 10g	茵　陈 10g	茯　苓 10g
桂　枝 3g	夏枯草 10g	当　归 10g	桃　仁 10g
槐　花 6g	车前子 10g^(包煎)	杜　仲 10g	川　芎 5g

40 剂

【分析】患者经治疗月经来潮。现基础体温单相平稳，周期第 18 天，根据舌脉，热象已解，故加入桂枝，取其温通助阳之性，但桂枝辛温发散，恐其伤阴，柴嵩岩教授临证常用量为 2 ～ 3g。

四诊：2019 年 1 月 9 日。

病史同前，末次月经：2018 年 12 月 29 日，带经 7 天，量可。经前

BBT 高温 12 天（平稳）。现 BBT 低温相，平稳。

舌暗，苔白，脉细滑。

方药：

枸杞子 15g	桂　枝 2g	川　芎 3g	白　术 10g
路路通 10g	茯　苓 10g	杜　仲 10g	茜　草 10g
木　香 3g	乌　药 6g	当　归 10g	蛇床子 3g
桃　仁 10g	菟丝子 15g		

40 剂

【分析】患者月经周期基本正常，经前 BBT 典型双相。此诊正值周期第 12 天，BBT 平稳，湿热已解，故以补肾助阳，活血理气为法，促进卵子排出。以杜仲、菟丝子、枸杞子补肾填精，桂枝、蛇床子、乌药温肾助阳，其中乌药味辛性散，下温肾气，促进血海温动，柴嵩岩教授临床常用量为 6g。辅以川芎、路路通、茜草、当归、桃仁活血通络，茯苓、白术、木香化湿理气。

五诊：2019 年 2 月 20 日。

病史同前，BBT 上升 28 天，无明显腹痛腰酸等不适。

舌暗，苔白，脉细滑。

辅助检查：

2019 年 2 月 15 日查激素：HCG 9415mIU/mL，P 56.51nmol/L。

方药：

菟丝子 15g	白　术 10g	山　药 12g	枸杞子 15g
茯　苓 10g	莲　须 6g	覆盆子 15g	苎麻根 10g
莲　子 3g	荷　叶 10g		

20 剂

【分析】患者有 PCOS 病史多年，经中医治疗 4 个月，成功受孕。本病例诠释了柴嵩岩教授辨别标本虚实、权衡主次、分层次治疗的临证思路，同时也体现出国医大师时刻为患者着想，用药细致周全的大医风范。

十六、脾虚肝郁，瘀而化热案

张某，女，29岁，已婚。初诊日期：2019年3月26日。

主诉：月经紊乱3年多。

现病史：12岁月经来潮，7天/（30～33）天，量多，色红，痛经（－）。患者自2016年起无诱因出现月经周期延长，40～50天一行，就诊于当地医院，诊断为PCOS。2016年4月予地屈孕酮10mg，Bid×10天，周期疗法治疗4个月，用药期间有撤血。2016年8月予枸橼酸氯米芬促排后生化妊娠。2017年5月口服达英-35周期治疗3个月，期间有撤血。2017年7月予来曲唑口服促排，2017年11月促排后妊娠，2018年2月孕6周胎停育行清宫术（有胎芽，无胎心），术后口服优思明治疗1个周期。2018年5月起出现月经后期伴带经日久，（5～13）天/（24～44）天，量时多时少。2018年12月再次口服达英-35至2019年3月。末次月经：2019年3月11日（达英-35），带经6天，末前次月经：2019年2月11日（达英-35），带经6天。2019年3月24日、25日出现阴道少许出血，色暗，仅擦拭可见，伴腹痛腰酸。刻下症：无阴道出血，无腹痛腰酸，纳可，多梦，大便两日一行、质干。舌嫩红，脉细弦滑。

既往史：G2P0，已婚3年。2018年1月发现甲状腺功能减退，予优甲乐50μg、25μg隔日交替口服。

辅助检查：

2018年12月17日查性激素：LH 16.11IU/L，FSH 7.67IU/L，T 2.22nmol/L，E_2 159.94pmol/L，PRL 359.76mIU/L，P 2.64nmol/L。

2019 年 3 月 24 日查 B 超：子宫 36mm×36mm×29mm，子宫后壁近宫颈处可见一低回声 15mm×10mm，界清，未见明显血流信号。子宫内膜 3.4mm；宫颈可见数个无回声，大者 3mm。左卵巢 23mm×20mm；右卵巢 31mm×18mm。双卵巢均可见数个无回声。

西医诊断：多囊卵巢综合征。

中医诊断：月经后期。

辨证：脾虚肝郁，瘀而化热。

治法：健脾疏肝，化瘀清热。

方药：

太子参 12g	青　蒿 6g	知　母 6g	丹　参 10g
荷　叶 10g	茯　苓 10g	白　术 10g	郁　金 6g
桃　仁 10g	月季花 6g	丝瓜络 10g	

20 剂

【分析】患者月经紊乱 3 年余，LH（黄体生成素）高，B 超显示双卵巢多囊征象，为典型的 PCOS。间断用达英 -35、地屈孕酮、优思明治疗，月经失调尚无明显改善。曾多次促排后妊娠，但结局不良，1 次生化妊娠，1 次胚胎停育。既往有甲状腺功能减退病史。

观其舌脉，舌嫩为体虚，而舌红为热象，脉细提示血海亏虚，脉弦滑说明脾虚肝郁、气滞血瘀。柴嵩岩教授以太子参、茯苓、白术健脾补气；月季花、郁金疏肝解郁。气虚气滞日久，血行不畅必成瘀，故柴嵩岩教授以桃仁、丹参化瘀调经；患者长期应用激素，加之舌嫩红提示有内热，予青蒿、知母清热除虚火；脾虚易生湿，故以荷叶、丝瓜络清热祛湿通络。全方健脾疏肝，化瘀清热。

二诊：2019 年 4 月 16 日。

病史同前，末次月经：2019 年 3 月 11 日（达英 -35），带经 6 天。

2019 年 4 月 16 日阴道少量出血，色暗，无其他不适。BBT 单相。

舌嫩暗，脉细滑。

方药：

阿胶珠 12g	太子参 12g	川　芎 5g	当　归 10g
砂　仁 3g	桃　仁 10g	茵　陈 10g	夏枯草 10g
车前子 10g^{（包煎）}	杜　仲 10g	茜　草 10g	郁　金 6g

40 剂

【分析】患者经治疗，基础体温虽仍单相，但已经出现周期出血，此时因势利导，以当归、川芎活血调经；阿胶珠、太子参、杜仲养血滋阴，健脾补肾；桃仁、茜草、郁金化瘀；砂仁、茵陈、车前子祛湿防滋腻。

三诊：2019 年 5 月 14 日。

病史同前，BBT 上升 30 天，无明显腹痛腰酸等不适。

舌嫩红，苔薄白，脉细滑无力。

辅助检查：

2019 年 4 月 29 日查激素：HCG 183.32mIU/mL，P 78.93nmol/L。

2019 年 5 月 10 日查激素：HCG 23217mIU/mL，P 68.62nmol/L。

方药：

覆盆子 15g	旱莲草 12g	苎麻根 10g	山　药 12g
白　术 10g	荷　叶 10g	莲　须 5g	枸杞子 10g
菟丝子 15g	侧柏炭 10g		

20 剂

【分析】患者经治疗成功受孕，HCG 上升满意，黄体酮稳定。考虑其 PCOS、复发性流产病史，既往脾肾不足、内有瘀热，故柴嵩岩教授以覆盆子、山药、白术、菟丝子补肾健脾，以固胎元；以旱莲草、枸杞子滋补肾阴；以荷叶、莲须、苎麻根、侧柏炭清热安胎。

四诊：2019 年 5 月 28 日。

病史同前，BBT 上升 44 天，无明显腹痛腰酸等不适。

舌肥嫩暗，苔薄白，脉细滑。

辅助检查：

2019 年 5 月 20 日查激素：HCG 77093mIU/mL，P 86.34nmol/L。

2019 年 5 月 20 日查 B 超：宫内可见胎囊、胎芽、胎心搏动。CRL7.9mm。提示早孕 6 周 5 天。

方药：

覆盆子 12g	山　药 15g	苎麻根 10g	白　术 10g
菟丝子 15g	茯　苓 10g	荷　叶 6g	椿　皮 5g
莲　须 6g	北沙参 10g	枸杞子 10g	

20 剂

【分析】患者经治疗成功受孕，并可见胎芽胎心。此次其脉细滑，较之前脉细滑无力有改善，说明阴血渐复，胎气渐稳。但考虑其既往病史复杂，故柴嵩岩教授继予覆盆子、山药、白术、菟丝子补肾健脾，以固胎元；以北沙参、枸杞子滋补肾阴；以荷叶、茯苓清热祛湿；以莲须、苎麻根、椿皮清热安胎。

十七、阴虚内热，兼有血瘀案

姜某，女，27 岁，已婚。初诊日期：2012 年 7 月 16 日。

主诉：月经紊乱 10 年。

现病史：16 岁月经来潮，平素月经不规律，（9～13）天 /（20～24）天，经行前后均见少量黑色分泌物 10 余年，16 岁时外院诊断为多囊卵巢综合征，曾用达英 –35 间断治疗约 10 个月。因空腹胰岛素高，外院曾予格华止治疗（就诊时已间断服用数月余）。末次月经：2012 年 6 月 25 日，经量少色暗红，出血 12 天，末前次月经：2012 年 6 月 5 日，出血 13 天。血净 7 天后再度出血，时有小血块，痛经隐隐。刻下症：乏力怕冷，手足心出汗。BBT 单相。舌肥暗、尖红少苔、有瘀斑，苔薄灰干，脉细弦。

既往史：G0，已婚 3 年，未避孕未孕 3 年。

家族史：奶奶有糖尿病。

辅助检查：

2007 年 10 月查性激素：FSH 5.2IU/L，LH 22.43IU/L，T 3.24nmol/L，E_2 103.93pmol/L，PRL 208.40mIU/L，P 0.38nmol/L。

2012 年 3 月 16 日查 B 超：子宫 4.11cm×3.46cm×3.04cm，内膜 0.26cm。双卵巢均可见大于 12 个小卵泡，回声未见异常，盆腔积液深 1.5cm。

2012 年 6 月 5 日查性激素：FSH 9.24IU/L，LH 15.57IU/L，T 2.32nmol/L，E_2 198.18pmol/L，PRL 337.50mIU/L，P 3.08nmol/L。

西医诊断：多囊卵巢综合征，原发性不孕症。

中医诊断：崩漏，无子。

辨证：阴虚内热，兼有血瘀。

治法：滋阴清热，疏肝化瘀。

方药：

北沙参 12g	生牡蛎 20g	青　蒿 10g	地骨皮 10g
女贞子 20g	旱莲草 15g	柴　胡 6g	白　芍 10g
黄芩炭 15g	茜草炭 12g	郁　金 6g	阿胶珠 12g

7 剂

【分析】患者因月经紊乱 10 年，LH（黄体生成素）高，T（睾酮）高，B 超显示双卵巢多囊征象，诊断为典型的 PCOS（异常子宫出血型）。空腹胰岛素增高诊断为胰岛素抵抗。曾间断用达英 –35、格华止后月经失调尚无明显改善。

舌尖红少苔、苔薄灰干提示阴虚内热，脉细弦、舌暗、舌有瘀斑证明肝郁气滞血瘀。《素问·至真要大论》指出："谨察阴阳所在而调之，以平为期。"柴嵩岩教授以其经验方滋阴清热固冲方加减治疗。以北沙参、旱莲草、女贞子滋阴益肾，清热凉血，固冲止血；北沙参微寒，归肺经，补肺启肾，药性平和，补而不燥，柴嵩岩教授喜用之。以黄芩炭、青蒿、地骨皮清热凉血，安抚血海，防止近期再出血。生牡蛎微寒，清热固冲止血，白芍、阿胶珠养血固涩止血。以柴胡、郁金理气，气行则血行，柴胡还有提升阳气，以助止血之功。茜草炭化瘀止血。全方滋阴清热，理气化瘀，固冲调经。

异常子宫出血型 PCOS 较为难治。因在鼓动排卵功能很易扰动血海，引起再度出血，但是恢复排卵是根本性治疗。考虑患者伴有胰岛素抵抗，鼓励其继续服用增加胰岛素敏感性的格华止，每日 1000mg，分 2～3 次与饭同服。坚持测 BBT。

二诊：2012 年 7 月 30 日。

病史同前，末次月经：2012 年 7 月 19 日，色暗，两天后转红，量偏少，无块无痛。2012 年 7 月 25 日至 29 日阴道有褐色分泌物。精力好转，便软纳可。

舌肥嫩暗红，舌尖舌心红明显，苔少，脉细弦。

方药：继用上方加薏苡仁 30g，龟板 15g，减郁金。20 剂。

【分析】患者以滋阴清热固冲方加减治疗 2 周，月经周期略有延长，由 20 天至 24 天，无阴道出血时间由 6 月的仅 7 天延长至 7 月的 12 天。效不更方。因舌肥便软，加微寒的薏苡仁健脾清热，利湿实便。阴虚内热明显，加甘寒的龟板滋阴养血，清热止血。

三诊：2012 年 8 月 13 日。

病史同前，末次月经：2012年8月12日，月经周期24天，2012年8月6日至11日阴道有少量褐色分泌物。

舌肥嫩暗红，苔薄灰干，脉细弦。

辅助检查：

2012年8月22日查B超：子宫5.05cm×3.51cm×3.56cm，内膜0.76cm。

方药：

北沙参12g	生牡蛎20g	青 蒿10g	地骨皮10g
女贞子20g	旱莲草15g	黄芩炭15g	柴 胡6g
白 芍10g	龟 板15g	茜草炭12g	郁 金6g
菟丝子15g			

20剂

【分析】加性平的菟丝子助阳填精，《景岳全书》提出"善补阴者，必阳中求阴，则阴得阳升而源泉不竭"。在二至丸、龟板、北沙参滋阴基础上，加一味菟丝子，以加强益肾补天癸促排卵之意。

四诊：2012年8月27日。

病史同前，自诉2012年8月20日出现少量蛋清分泌物，持续3日。BBT已上升5天，今日36.8℃。

舌肥暗，尖红，苔薄白干，脉细弦。

治法：益肾健脾，养血固冲。

方药：

柴 胡3g	白 芍10g	生地黄10g	旱莲草12g
黄 芩10g	枸杞子15g	菟丝子15g	山 药15g
覆盆子10g	阿胶珠12g	郁 金6g	

20剂

【分析】舌暗红转至舌暗，说明血热减轻，BBT 由单相到双相，说明出现排卵，并已试孕。减去茜草炭，以旱莲草、枸杞子、菟丝子、覆盆子、山药加强益肾填精、健脾固冲之力。

五诊：2012 年 9 月 24 日。

病史同前，末次月经：2012 年 9 月 6 日，量中色红，量较前略增，小血块减少，痛经明显，经前 BBT 典型上升 13 天。2012 年 9 月 19 日至今有少量咖色分泌物，继服格华止 1000mg/d。

舌肥暗、尖红，苔薄白稍干，脉细弦数。

辅助检查：男方精液检查正常。

方药：

生牡蛎 30g	生地黄 10g	地骨皮 10g	白 芍 10g
女贞子 20g	旱莲草 15g	柴 胡 5g	覆盆子 10g
黄 芩 15g	茜草炭 12g	藕 节 20g	小 蓟 20g
郁 金 6g			

20 剂

【分析】患者经滋阴清热固冲方加减治疗后月经周期延长至 28 天，出现排卵。排卵功能不稳定，月经中期出现少量出血。换滋阴清热止血方加减治疗。为促进排卵加微温的覆盆子益肾助阳，涩精固冲，与二至丸同用，以加强益肾滋阴促天癸排卵之力，同时又有收涩止血之功。脉细弦舌暗，为气滞血瘀，加郁金 6g 疏肝解郁、凉血活血，茜草炭清热凉血、活血止血，加强了理气化瘀之力，又有预防出血之功。

六诊：2012 年 10 月 15 日。

病史同前，药后经间出血止，末次月经：2012 年 10 月 6 日，量少、无块、无痛，6 天血净。经前 BBT 为不典型双相，缓坡上升数天，月经周期 30 天。现 BBT 单相平稳。

舌肥嫩暗红，舌心红，苔少，脉细滑数。

方药：

北沙参 12g	生牡蛎 20g	地骨皮 10g	青　蒿 6g
生地黄 10g	柴　胡 6g	白　芍 10g	女贞子 15g
旱莲草 15g	枸杞子 15g	茜草炭 12g	黄　芩 12g

20 剂

七诊：2012 年 11 月 15 日。

病史同前，末次月经：2012 年 10 月 6 日，2012 年 10 月 25 日至 11 月 2 日有少量褐色分泌物，至今月经没有来潮，BBT 单相，似有波动上升趋势。近日工作连续加班，有服用冷饮史。

舌肥嫩暗红，小瘀点减轻，脉细弦。

辨证：阴虚内热，气滞血瘀。

治法：滋阴养血，活血引经。

方药：

当　归 10g	丹　参 12g	赤　芍 10g	益母草 10g
鳖　甲 15g	女贞子 20g	川牛膝 10g	三　棱 10g
石　斛 15g	郁　金 6g	茜草炭 12g	续　断 20g

20 剂

【分析】月经周期已过 40 天，没有正式月经来潮，工作压力较大，肝郁化火，口渴喜冷饮，使月经错后。以咸寒的鳖甲、微寒的石斛、性凉的女贞子、性平的川牛膝滋阴益肾，引血下行；以当归、丹参、郁金、赤芍、益母草、三棱养血活血，疏肝化瘀；以微温的续断益肾助阳，同时又有活血化瘀之力。全方益肾养血，活血调经。

八诊：2012 年 12 月 1 日。

病史同前，末次月经：2012 年 11 月 19 日至 25 日，经前 BBT 缓坡上升 9 天。月经周期 44 天。

舌肥嫩暗，脉细弦数。

辨证：阴虚内热，气滞血瘀。

治法：滋阴清热，活血理气。

方药：

当 归 10g	丹 参 12g	白 芍 10g	郁 金 10g
地骨皮 10g	黄 芩 12g	女贞子 15g	旱莲草 15g
枸杞子 15g	菟丝子 15g	薏苡仁 30g	阿胶珠 12g

20 剂

【分析】患者由出血转为月经后期，合并黄体功能不健。目前为月经第 12 天，以二至丸、枸杞子、菟丝子滋阴益肾，调经促孕；以地骨皮、黄芩清血热固冲，预防月经提前。由于舌暗脉弦，气滞血瘀明显，故加当归、丹参、郁金养血活血，疏肝理气。

九诊：2012 年 12 月 31 日。

病史同前，末次月经：2012 年 12 月 17 日，量中，伴有小血块，腹痛隐隐，6 天血止。月经周期 28 天，伴有腰疼、乳胀、便软、带下少。

舌肥嫩暗，脉细弦。

辅助检查：

2012 年 12 月 25 日查 B 超：子宫内膜 0.57cm，卵泡 0.7cm。

2012 年 12 月 28 日查 B 超：子宫内膜 0.6cm，左侧卵泡 1.0cm×0.9cm。

辨证：肾虚血虚，气滞血瘀。

治法：益肾养血，理气化瘀。

方药：

当 归 10g	白 芍 10g	郁 金 10g	丹 参 15g
三 棱 10g	茜草炭 12g	女贞子 20g	旱莲草 15g

枸杞子 15g   菟丝子 15g   巴戟天 10g   续　断 20g

20 剂

【分析】患者舌嫩脉细说明患者的虚象明显、内热减轻，舌暗脉弦证
实气滞血瘀。月经第 15 天，带下少，B 超显示卵泡仍没有发育，均说明
肾气天癸不足，除以女贞子、旱莲草、枸杞子滋补肾阴外，加性平的菟丝
子、微温的巴戟天和续断，益肾助阳，促进卵巢功能，阴得阳助，源泉
不断，加强益肾促卵之力。以当归、白芍养血柔肝，郁金疏肝理气解郁，
丹参、三棱、茜草炭活血化瘀，改善冲任胞脉血液循环，有助卵巢功能
恢复。

十诊： 2013 年 2 月 2 日。

病史同前，末次月经：2013 年 1 月 20 日，血量中等，伴有小血块，
无痛经，上个月月经周期 34 天。自 2013 年 1 月 29 日起自觉有拉丝蛋清
分泌物，持续 3 日。

舌肥嫩暗红，苔薄白干，脉细弦。

辅助检查：

2013 年 1 月 28 日查 B 超：子宫内膜 0.5cm，左侧卵泡 1.6cm×1.2cm。

2013 年 1 月 30 日查 B 超：子宫内膜 0.65cm，左侧卵泡 1.9cm×1.7cm。

2013 年 2 月 2 日查 B 超：子宫内膜 0.55cm，成熟卵泡消失。

方药：

柴　胡 6g   白　芍 10g   生地黄 10g   女贞子 15g

旱莲草 15g   枸杞子 15g   菟丝子 15g   黄芩炭 10g

覆盆子 10g   山　药 15g   郁　金 10g

20 剂

【分析】本月成熟卵泡平均直径为 1.8cm，因子宫内膜太薄，西医给予
补佳乐 3mg，每晚口服 1 次。BBT 于今日上升至 36.8℃。给予益肾固冲养

血清热之方。

十一诊：2013 年 2 月 18 日。

病史同前，末次月经：2013 年 1 月 20 日，BBT 已上升 16 天，现 36.9℃。无出血，无下坠，双下腹隐痛不适，乳胀明显，腰酸膝软，口干。

舌肥嫩暗红，苔薄白干，舌尖及舌心红明显，伴小瘀点，苔稍干；脉细滑。

辅助检查：

2013 年 2 月 17 日查激素：P>127.2nmol/L，HCG 553.8mIU/mL。

诊断：早孕。

辨证：阴虚内热，血虚有瘀。

治法：益肾健脾，养血安胎。

方药：

菟丝子 15g	女贞子 15g	旱莲草 15g	枸杞子 15g
柴　胡 5g	生地黄 10g	白　芍 10g	当　归 6g
黄　芩 10g	覆盆子 10g	山　药 15g	续　断 10g

20 剂

【分析】患者孕后阴血下聚胞宫养胎，阴虚内热之象较前加重，故以菟丝子、女贞子、旱莲草、枸杞子、覆盆子、续断滋阴益肾，固冲安胎。续断补肝肾，行血脉，补中有宣，补而不滞，止漏安胎，适用于肾虚有瘀者；山药健脾益肾，支持黄体；当归、白芍养血化瘀；生地黄、黄芩滋阴清热安胎。全方益肾健脾，养血安胎。

患者以上方加减，中药保胎至孕 12 周。除了孕早期妊娠剧吐，酮体阳性，余孕期平顺。

辅助检查：

2013 年 2 月 28 日 查 激 素：P 120.17nmol/L，HCG 24736.8mIU/mL，

TSH 0.7mIU/L，FT$_4$ 1.54ng/mL。

2013 年 3 月 15 日查 B 超：宫内见 3.0cm×2.8cm×2.3cm 孕囊，其内见 1.4cm 胎芽，胎心搏动可。

2013 年 3 月 18 日查激素：E$_2$ 4087.61pmol/L，P 166.41nmol/L，HCG 131069.7mIU/mL。

【分析】患者的 PCOS 属异常子宫出血型，月经紊乱 10 余年，两次出血时间仅间隔几天，经滋阴清热固冲方及滋阴清热止血方加减治疗后，周期由 20～24 天延长至 28～44 天，出血时间由 13 天逐渐减少至 6 天，月经血量由量极少渐至量中；特别是 BBT 由单相变成典型双相。但是排卵并不规律，时而出现经间出血，经继续中药滋阴清热调经 3 个月后，不规则出血消失。于 2013 年 1 月底 B 超监测排卵很好，2013 年 2 月 18 日发现妊娠。追访患者，于 2013 年 10 月 13 日顺产一 3kg 健康男婴。

十八、湿热阻滞，血海不安案

刘某，女，17 岁，未婚。初诊日期：2012 年 5 月 19 日。

主诉：阴道出血淋沥不尽近 1 年。

现病史：12 岁初潮，之后月经一直不规律。(5～9) 天 /25 天～3 个月，血量中。2011 年初开始阴道出血，月经量少，淋沥不尽。当地医院诊断为功能失调性子宫出血。未用西药治疗，间断口服中药，效果不著，遂来北京求治。末次月经：2012 年 4 月 1 日，出血量略多于以往，色红，10 天之后血量明显减少，但是一直出血未净，颜色时而鲜红，时而咖啡色。末前次月经：2012 年 2 月 22 日。刻下症：腰酸，小腹下坠感，背部痤疮。现无头晕、心悸等明显贫血表现，纳可，大便干稀不调。体形略胖，体重 74kg，身高 1.62m。全身体毛较重，乳晕周围明显多毛。舌绛红，苔黄厚腻，脉细滑。

既往史：未婚，否认性生活史。

辅助检查：

2011年2月6日查性激素（出血期）：FSH5.9IU/L，LH 17.8IU/L，E$_2$ 338.96pmol/L，T 3.04nmol/L。

2011年2月6日查B超：子宫4.3cm×2.9cm×4.8cm，内膜0.3cm，双侧卵巢可见多个小囊泡沿卵巢边缘排列。

西医诊断：多囊卵巢综合征，异常子宫出血。

中医诊断：崩漏。

辨证：湿热阻滞，血海不安。

治法：清热利湿，凉血调经。

方药：

柴　胡 3g	黄　芩 10g	金银花 10g	椿根皮 5g
寒水石 6g	茵　陈 12g	佩　兰 3g	扁　豆 10g
覆盆子 10g	砂　仁 3g	益母草 6g	侧柏炭 20g
莲　须 5g	荷　叶 10g	仙鹤草 15g	

20剂

【分析】少女LH/FSH>3，全身体毛较重，乳晕周围明显多毛，背部痤疮，形体较胖，双侧卵巢多囊现象，自初潮起月经不规律，近1个多月出血不断为无排卵征象，临床诊断为PCOS（异常子宫出血型）。舌绛红、苔黄厚腻，双侧卵巢多囊现象，说明不仅热重，湿也较重，湿热扰动血海，迫血妄行。以黄芩、寒水石、椿根皮清热利湿止血，金银花清热凉血，茵陈、佩兰清热利湿，扁豆健脾利湿，砂仁化湿行气、醒脾和胃，防止苦寒之品伤胃。侧柏炭清热凉血止血；柴胡清热理气，提升阳气以协助止血；仙鹤草、荷叶清暑利湿，化浊止血；莲须清热固冲，涩精止血；覆盆子益肾涩精，固冲止血。为何加一味活血化瘀的益母草？由于患者淋沥出血1个多月，久漏必有瘀；况且最后一次出血量如月经的时间是1个多月前（2012年4月1日），目前虽有出血但是少量淋沥。为防止子宫内膜增厚，故没有用收涩药牡蛎，而是加用性微寒的益母草，不仅有活血祛瘀、利水调经之功，而且有收缩子宫，防止出血过多之力。方中用黄芩、椿根皮、扁豆、茵陈、佩兰、砂仁、荷叶、益母草等具利湿作用的中药共8味，清热中药7味，活血和益肾固冲中药各1味，以解除湿热痰浊对冲任胞脉之阻滞。

二诊： 2012年6月23日。

病史同前，药后10天血净（2012年5月29日），一直到2012年6月20日再出血，中间无出血时间为21天。末次月经：2012年6月20日，月经量适中，7天血止。经前BBT出现上升趋势，但无典型双相。刻下症：纳呆腹胀，大便每日两次，稀软。

舌肥暗红，苔黄厚，脉细滑。

方药：

柴　胡 5g	茯　苓 10g	茵　陈 12g	地骨皮 10g
女贞子 15g	旱莲草 15g	莱菔子 12g	莲　须 5g
大腹皮 10g	香　薷 3g	白茅根 15g	荷　叶 10g
白头翁 10g			

20剂

【分析】经上方较强清热利湿治疗后舌绛红转变成暗红，子宫出血10日血净，血净21天后于2012年6月20日月经来潮，7天血净。同时观察到BBT于2012年6月11日后缓坡上升约8天不稳，波动于0.1～0.3℃。患者舌肥、苔黄厚，腹胀，大便一日2行、溏稀，说明脾虚湿盛、湿久化热。以茯苓健脾利湿；白头翁清热解毒，凉血止泻；地骨皮清下焦虚热，凉血止血；大腹皮下气化浊利水；香薷和中化湿，利水消肿；莱菔子消食化积，降气化痰；荷叶清热祛浊，凉血止血；白茅根凉血止血，清热利尿；女贞子、旱莲草合为二至丸，滋补肾阴，清热止血。全方健脾利湿，清热凉血，滋阴固冲。方中用利湿中药7味，清热中药4味，滋阴益肾中药2味。柴嵩岩教授从舌象判断目前湿重于热，故中药祛湿比例大于清热比例，足见柴嵩岩教授十分强调认证准确，以舌诊为重。其用药灵活正体现于根据主次证之轻重而用不同中药以剂量区别，而以舌诊立法、以舌诊用药正是取得疗效的保证。

三诊：2012年9月22日。

病史同前，末次月经：2012年8月22日，带经7天，经前BBT不典型双相。末前次月经：2012年6月20日，月经周期63天。2012年9月11日至14日又有阴道少量出血，色暗红。现BBT有上升趋势。

舌肥，苔灰黄厚腻，脉细滑。

辅助检查：

2012年9月16日查B超：子宫71mm×31mm×33mm，内膜5mm。右卵巢35mm×27mm，左卵巢34mm×28mm，双侧卵巢内有密集小囊。

患者就诊路途遥远，柴嵩岩教授给予平时方及止血方两个方剂。

方药：平时方

柴　胡3g	茯　苓10g	白　术10g	扁　豆10g
茵　陈10g	菟丝子15g	旱莲草12g	杜　仲10g
何首乌10g	郁　金6g	百　合10g	白茅根10g

14剂，月经第5天开始服

方药：止血方

| 生牡蛎15g | 地骨皮10g | 黄　芩6g | 椿根皮6g |
| 旱莲草12g | 莲子心3g | 荷　叶10g | 仙鹤草12g |

大　蓟 12g　　　小　蓟 12g　　　莲　须 6g　　　茵　陈 10g

侧柏炭 10g　　　远　志 5g

20 剂，子宫不规则出血时服

【分析】鉴于患者卵巢功能尚不稳定，虽然出现排卵（BBT 为不典型双相），但仍有不规则出血发生。柴嵩岩教授给患者两个方剂：一个是平时服用的方剂，自月经第 5 天服用。患者舌肥、苔灰黄厚腻，便软，为脾虚湿热，平时方以茯苓、白术、扁豆健脾利湿，又加茵陈、白茅根加强清热利水祛湿之力，后者又有凉血止血之功。少女天癸虽至，但尚不成熟，以杜仲、菟丝子、旱莲草益肾滋阴、填精助阳，加强补肾的力量，促进肾-天癸-冲任-胞宫轴功能之稳定。只要 PCOS 患者出现排卵，排卵后的黄体分泌的黄体酮使子宫内膜规律剥脱，则不规则出血就基本痊愈。又以何首乌养血填精，化浊降脂；郁金、柴胡理气解郁，疏肝防滞，前者还有清心凉血活血，以微动之势促进卵巢排卵的功能，后者又可提升阳气防止出血。百合滋阴清热，安神缓急迫。另一个是出血时服用的方剂，以生牡蛎清热固冲，收涩止血；黄芩、椿根皮、荷叶、茵陈清热利湿化浊，前三味药还是凉血止血良药；地骨皮清下焦火，凉血止血以固经；旱莲草滋阴清热止血，莲须清热涩精止血；以荷叶、侧柏炭、大蓟、小蓟清热凉血，收涩止血；以莲子心、远志清心安神。全方清热止血固经之力较强，以确保患者在非经期不再出现不规则出血的情况。

四诊：2012 年 10 月 27 日。

病史同前，末次月经：2012 年 9 月 27 日，末前次月经：2012 年 8 月 22 日，经前 BBT 近典型双相。自诉畏寒。

舌肥，苔灰白厚腻，脉细弦滑。

方药：

生牡蛎 15g　　　地骨皮 10g　　　茯　苓 10g　　　茵　陈 12g

陈　皮 6g	荷　叶 10g	旱莲草 15g	莲子心 3g
仙鹤草 15g	大　蓟 15g	小　蓟 15g	槐　花 6g
香　附 10g	三七粉 3g^{（分冲）}		

70 剂

五诊：2013 年 1 月 26 日。

病史同前，末次月经：2013 年 1 月 25 日，经前 BBT 不典型双相，末前次月经：2012 年 12 月 17 日，月经周期 39 天。腹胀，大便干。

舌暗，苔白，脉细滑。

方药：

北沙参 15g	地骨皮 10g	黄　芩 10g	莲子心 3g
月季花 6g	金银花 12g	白　芍 10g	荷　叶 10g
枳　壳 10g	槐　花 6g	大腹皮 10g	益母草 10g
旱莲草 15g			

70 剂，月经第 5 天开始服用

医嘱：外加瓜蒌 15g×10 剂，药后若仍有便干，加入方药中。

六诊：2013 年 4 月 27 日。

病史同前，末次月经：2013 年 4 月 14 日，出血量中，6 天血止，无明显血块及腹痛。末前次月经：2013 年 3 月 6 日，周期 39 天。经前 BBT 近典型双相。刻下症：腰痛，便干缓，仍有腹胀。

舌暗，苔黄，脉细滑。

方药：

生牡蛎 20g	北沙参 15g	玉　竹 10g	黄　芩 10g
地骨皮 10g	茵　陈 12g	砂　仁 3g	荷　叶 10g
冬瓜皮 15g	菟丝子 15g	旱莲草 12g	莲子心 3g
百　合 10g			

30 剂

七诊：2013 年 7 月 27 日。

病史同前，末次月经：2013 年 6 月 25 日，带经 7 天，血量中等，血色暗红。末前次月经：2013 年 5 月 12 日，带经 7 天。经前 BBT 近典型双相。现 BBT 又有上升。

舌肥暗，苔白厚，脉细滑弦。

方药：

阿胶珠 12g	地骨皮 10g	茵　陈 10g	冬瓜皮 30g
大腹皮 10g	枸杞子 10g	女贞子 15g	合欢皮 10g
当　归 10g	月季花 6g	泽　兰 10g	益母草 10g
仙鹤草 15g	大　蓟 10g	小　蓟 10g	

70 剂，月经第 5 天服

【分析】舌肥暗、苔白厚，说明水湿较盛。柴嵩岩教授以茵陈、冬瓜皮清热利湿，以地骨皮清血热、安抚血海，以大腹皮、泽兰、益母草加强利水祛湿之力。舌暗，月经周期 44 天，以月季花、泽兰、益母草加强化瘀调经之力，合欢皮疏肝理气安神；以枸杞子、当归、女贞子滋阴益肾、养血填精，稳定天癸之功能。阿胶珠养血止血，仙鹤草收涩止血，大蓟、小蓟凉血止血。全方有清有补，有上有下，有通有涩，相互配合使湿热邪去，活血而不至于出血。

八诊：2013 年 11 月 2 日。

病史同前，末次月经：2013 年 9 月 30 日。经前 BBT 不典型双相。现 BBT 有上升。

舌苔黄，脉细滑。

辅助检查：

2013 年 10 月 27 日查性激素：P 71.40nmol/L。

方药：

柴　胡 5g	玉　竹 12g	黄　芩 6g	椿根皮 6g
佩　兰 10g	夏枯草 12g	荷　叶 10g	浙贝母 10g
砂　仁 3g	杜　仲 10g	川　芎 6g	莲　须 5g
五味子 5g	远　志 15g		

70 剂

九诊：2014 年 1 月 25 日。

病史同前，末次月经：2014 年 1 月 10 日，带经 5 天；末前次月经：2014 年 12 月 10 日，带经 5 天。经前 BBT 均为不典型双相。

舌苔黄，脉细滑弦。

辅助检查：

2014 年 1 月 19 日查性激素：FSH 4.93IU/L，LH 17.6IU/L，E_2 165.63pmol/L，T 1.46nmol/L。

方药：

柴　胡 6g	青　蒿 10g	夏枯草 12g	鱼腥草 10g
茯　苓 10g	茵　陈 12g	砂　仁 3g	枳　壳 10g
大腹皮 10g	荷　叶 10g	泽　兰 10g	丹　参 10g
川　芎 5g	杜　仲 10g		

70 剂

十诊：2014 年 6 月 14 日。

病史同前，末次月经：2014 年 5 月 23 日，带经 7 天。经前 BBT 双相，现在 BBT 已上升。纳可寐佳，便干腹胀。

舌苔厚腻，脉细滑。

辅助检查：

2014 年 6 月 10 日查 B 超：子宫 5.8cm×2.8cm×3.2cm，内膜 0.5cm。

方药：

柴　胡 5g	黄　芩 10g	夏枯草 10g	扁　豆 10g
茵　陈 10g	大腹皮 10g	荷　叶 10g	月季花 6g
桃　仁 10g	女贞子 15g	菟丝子 15g	莲子心 3g

70 剂

十一诊：2014 年 9 月 27 日。

病史同前，末次月经：2014 年 9 月 15 日，色暗，经前 BBT 单相。末前次月经：2014 年 8 月 7 日，经前 BBT 双相，月经周期 39 天。

舌苔白厚，脉细滑。

辅助检查：

2014 年 9 月 2 日查性激素：LH 28.76IU/L，FSH 15.8IU/L，E_2 445.39 pmol/L，T 1.04nmol/L。

方药：

枸杞子 10g	黄　芩 6g	仙鹤草 15g	大　蓟 15g
小　蓟 15g	白　芍 10g	旱莲草 15g	百　合 10g
川续断 10g	桑寄生 15g	月季花 6g	车前子 10g ^(包煎)
浙贝母 10g	白茅根 15g	杜　仲 10g	

70 剂

医嘱：月经基本规律，出现典型排卵，青春期异常子宫出血治愈。上方服完后，可以停药，观察疗效。

十二诊：2016 年 4 月 23 日。

停用中药 1 年余，月经基本规律，（6～7）天 /（36～45）天，血量中等，BBT 均为不典型双相。末次月经：2016 年 4 月 21 日至今，月经量适中，经前 BBT 不典型双相。末前次月经：2016 年 3 月 8 日，持续 5 天。舌苔黄，脉细弦滑。

辅助检查：

2015年8月17日查性激素：FSH 4.86IU/L，LH 5.78IU/L，E_2 240.57 pmol/L，T 0.67nmol/L。

2015年7月31日查B超：子宫4.8cm×3.7cm×4.2cm，内膜0.9cm，左卵巢2.2cm×1.6cm，右卵巢2.7cm×2.2cm。

方药：

柴　胡 5g	生牡蛎 15g	地骨皮 10g	黄芩炭 6g
青　蒿 6g	白茅根 15g	益母草 10g	月季花 6g
女贞子 15g	荷　叶 10g	藕　节 15g	仙鹤草 15g
大　蓟 15g	小　蓟 15g		

70剂

【分析】青春期少女持续阴道出血，从内蒙古专程来京治疗，诊断为PCOS（异常子宫出血型）。舌绛红，苔黄厚腻，中医辨证为湿热下注，阻滞胞脉，迫血妄行。经三味苦寒中药黄芩、寒水石、椿根皮清热利湿，一味甘寒中药金银花清血络之热、凉血止血，特别是味咸大寒之寒水石，味咸入肾，走血分，清血热止血。柴嵩岩教授常用于脉大病进之子宫出血的顽固病例，急则治其标，连用20天，10天后血止，血净20天后再次出血，仅4天血净。患者长期无排卵，仅20剂中药，少女出现BBT上升，虽然黄体不够健全，但是出现排卵，就能分泌孕激素，使得子宫内膜发生分泌期变化而彻底剥脱，故BBT下降后出血量正常，而且按期干净。

首诊方中用利湿中药8味，清热中药7味，补肾固冲中药1味，活血调经中药1味。正是这种利湿化痰清热之法，解除了湿热阻滞胞脉、胞宫，使卵泡得以发育。同时在一片苦寒药中，柴嵩岩教授加入性微温的覆盆子益肾固冲涩精，性平的莲须清热固肾、涩精止血。少女子宫出血的根本原因是肾气初盛，天癸刚至，功能不稳而无排卵，热扰动血海而出现不规则出血。以覆盆子、莲须益肾涩精，又加一味益母草活血化瘀；一片寂静止血之中微微一动，以期刺激卵巢的排卵功能。观察到 BBT 上升 8 天后月经正常来潮。

二诊方中用利湿中药 6 味，清热中药 4 味，滋阴益肾中药 2 味，全方健脾利水、清热利湿，继续治疗 PCOS。不用苦寒的黄芩、寒水石、椿根皮，特别是寒水石，大寒，不可久用，以免寒凝血脉，造成痛经、经期延长、月经后期等其他新症。尤其是青春期少女，生殖功能正在发育之中，过寒可能会推后卵巢功能成熟的进程。

要健脾和胃，保护胃气。特别是子宫出血的患者，伤血耗阴。而脾为气血生化之源，柴嵩岩教授在首诊方中加砂仁、扁豆醒脾和胃，二诊方中加茯苓、莱菔子健脾行气化痰，三诊的平时方中加茯苓、扁豆、白术以加强健脾利湿之力。故患者气血生化之源不断，后天脾胃之水谷精微以养先天之肾气，有助于天癸之成熟。

以后为巩固疗效，每次开方 70 剂，基本在月经第 5 天开始用药。根据辨证或以清热利湿为主，或以健脾利湿为主，但方剂中必有生牡蛎、地骨皮、青蒿、黄芩等清热固经药，在此基础上，加益肾滋阴之品，如二至丸、覆盆子、菟丝子以促进青春期肾气天癸之成熟。每方加 1～3 味养血活血化瘀之品，如月季花、益母草、当归、川芎、泽兰、丹参等轻微刺激生殖轴功能，促进卵巢卵泡之发育。

患者前后治疗 2 年余，开始是每 1～3 个月来北京 1 次，病情好转后，改为 3～5 个月随诊 1 次巩固疗效。自中药治疗之后，阴道不规则出血消失，虽然周期略有错后，但是基本上每次月经前都有排卵，故再没有出现不规则出血的情况。

柴嵩岩教授认为 PCOS 多与湿痰有关，下焦的湿浊凝聚，影响了卵泡的发育，故用化痰利湿的中药较多。本案例首诊曾用黄芩、椿根皮、扁

豆、茵陈、荷叶、佩兰、砂仁、益母草共8味有利湿化痰作用的中药。二
诊用茯苓、茵陈、莱菔子、大腹皮、香薷、荷叶等6味健脾利湿化痰中
药。以后还用过冬瓜皮、白术、陈皮、泽兰、浙贝母、远志、枳壳、车前
子等利湿化痰中药。解除湿热阻滞冲任、胞脉后，肾气、天癸功能得以恢
复，柴嵩岩教授称之为层层剥外衣之法，先祛邪（湿、痰、浊、热、瘀），
再益肾，促使肾－天癸－冲任－胞宫轴功能恢复。一旦开始出现排卵及黄
体形成，月经必然随黄体萎缩，黄体酮下降而出现规律撤退出血，异常子
宫出血治愈。

　　就诊过程反映了柴嵩岩教授用药巧妙，配伍严谨，丝丝入扣；而以舌
诊立法，认证准确是取得疗效的保证。

十九、阴虚内热，瘀血内阻案

李某，女，27岁，未婚。初诊日期：2003年8月23日。
主诉：阴道不规则出血8年。
现病史：患者年满18岁时尚无月经来潮。8年前经某医院检查，诊断
为先天性处女膜闭锁，行处女膜成形术。手术顺利，术后伤口愈合良好，
但术后阴道持续少量出血至今未净。血色紫暗、无周期性增多，无明显腹
痛。2000年曾在外院服雌激素（倍美力）治疗2年，阴道出血有周期性
增多，但仍持续未净。刻下症：现停用激素6个月，阴道出血少量，无周
期性变化，色暗红。纳可寐佳，二便尚调。舌肥暗红，脉沉细滑。形体肥
胖，体毛较重。
既往史：G0P0，未婚，否认性生活史。曾服用康尔寿减肥。
辅助检查：
2000年10月17日查性激素：FSH 4.4IU/L，LH 12.6IU/L，E$_2$ 165.88pmol/L，

PRL 226.84mIU/L，T 2.31nmol/L。

2000 年 10 月 31 日 查 B 超：子 宫 4.5cm×3.8cm×2.6cm，左 卵 巢 7.1cm×3.2cm×3.8cm，右卵巢 5.5cm×1.4cm×3.2cm，两侧卵巢内均见大于 12 个卵泡，最大直径 0.5cm。

西医诊断：多囊卵巢综合征，异常子宫出血。

中医诊断：崩漏。

辨证：阴虚内热，瘀血内阻。

治法：滋阴清热，化瘀安冲。

方药：

北沙参 20g	车前子 10g（包煎）	茜　草 10g	月季花 6g
益母草 10g	夏枯草 10g	泽　兰 10g	女贞子 20g
柴　胡 3g	生牡蛎 20g	椿根皮 10g	百　合 20g

7 剂

【分析】患者 LH/FSH 比值升高，睾酮也较高，形体肥胖，体毛重；B 超显示双侧卵巢较大，内见大天 12 个卵泡；月经失调无规律，诊断为 PCOS 无误。出血时间长，血色暗红，必耗血伤阴，舌红脉细提示阴虚内热。阴道持续出血，色紫暗，8 年不止，久漏必有瘀。舌暗脉滑均提示瘀血阻滞胞宫，新血不得归经而出血不止。以北沙参、女贞子滋阴清热，益气扶正，前者入肺经，金生水，补肺启肾。以泽兰、月季花、益母草、茜草活血化瘀；月季花、益母草为调经要药，后者还有收缩子宫、化瘀止血之功。柴胡疏肝理气，气行则血行。车前子、椿根皮清热利湿，前者利水，引血下行，后者收涩止血。生牡蛎收涩固冲，清热止血。百合安神定志，缓急迫。患者出血持续 8 年，难免焦躁不安，柴嵩岩教授主张心神宁静则肝肾开阖疏泄功能正常。全方在滋阴清热基础上，活血化瘀，引血下行，以期瘀去血自净。

二诊：2003 年 8 月 30 日。

病史同前，药后阴道出血量增多 7 天，血色暗红，有血块，无腹痛，就诊时尚未血净。

舌绛红，脉细滑。

方药：

生牡蛎 20g	寒水石 10g	椿根皮 12g	白　芍 10g
旱莲草 12g	覆盆子 20g	柴　胡 3g	仙鹤草 12g
大　蓟 20g	小　蓟 20g	乌　梅 6g	五味子 3g
棕榈炭 10g			

7 剂

【分析】舌绛红，提示血热亢盛，血瘀尚未化解。药后出血量增多 7 天，以仙鹤草、棕榈炭止血。柴胡理气升阳，既可助血行，又提升止血。加寒水石，味辛咸性大寒，清热泻火；椿根皮清热燥湿，收涩止血；五味子、乌梅敛肺滋肾，涩精止血；生牡蛎清热固冲止血；大蓟、小蓟清热凉血止血；覆盆子、旱莲草益肾滋阴，涩精止血。白芍养血敛阴。

三诊：2003 年 9 月 13 日。

病史同前，患者自诉阴道出血较前减少 2/3。二便调。

舌肥红暗，苔白干，脉沉弦滑有力。

方药：

生牡蛎 30g	寒水石 10g	黄　柏 5g	黄　芩 10g
椿根皮 5g	旱莲草 15g	白　芍 12g	乌　梅 6g
玉　竹 10g	大　蓟 20g	小　蓟 20g	莲子心 3g
五味子 3g			

20 剂

【分析】患者舌暗红，脉沉弦滑有力。脉数疾有力者，乃以气疾动血愈盛；柴嵩岩教授认为，患者"脉动"仍有大出血之可能。在上方基础上，减覆盆子、棕榈炭，加黄芩、黄柏清热利湿泻火，因患者出血时间长，易发生子宫内膜炎，此中亦有预防感染之意。椿根皮与寒水石共用，加强清热泻火，安抚血海之力。生牡蛎加量至30g，清热平肝，固冲止血。加莲子心，清心安神，涩精止血。患者异常子宫出血长达8年，肝郁化火，心肾不交，加莲子心使心经平静，则肾之藏泄功能可恢复正常。加玉竹，与旱莲草共同滋阴益肾扶正。

四诊：2003 年 10 月 20 日。

病史同前，药后阴道出血明显减少，血净数日。于 2003 年 10 月 11 日起又有阴道出血，其中 3 天血量增多，色暗红，至 2003 年 10 月 16 日血净。近 4 日已无阴道出血。纳寐佳，大便时干。

舌肥暗，脉沉细滑。

方药：

生牡蛎 20g	生地黄 12g	寒水石 10g	旱莲草 12g
莲子心 3g	侧柏炭 15g	白　芍 10g	柴　胡 3g
大腹皮 10g	香　附 10g	大　蓟 20g	小　蓟 20g
仙鹤草 12g			

14 剂

【分析】舌肥暗，较前血热大减，故苦寒之黄柏、黄芩、椿根皮不亦久用，均已从方中删除。加生地黄清热养阴，凉血止血，与寒水石共同清血海之热，预防再度出血。生牡蛎减量至20g，加大腹皮下气宽中，利水消胀，用于湿阻气滞、大便不爽；香附疏肝理气，为调经要药。《本草纲目》言香附"利三焦，解六郁，消饮食积聚，痰饮痞满，胕肿腹胀，脚气，止心腹、肢体……诸痛"。

五诊：2003 年 11 月 1 日。

病史同前，患者自诉四诊服药期间阴道一直没有出血。现仍觉大便不爽。

舌肥嫩红，苔薄黄，脉细滑数。

方药：

北沙参 20g	柴　胡 5g	黄　柏 6g	地骨皮 10g
白　芍 10g	旱莲草 12g	女贞子 15g	覆盆子 15g
茯　苓 10g	五味子 3g	莲子心 3g	

7 剂

【分析】舌红苔薄黄，故加黄柏，性沉降，归肾经，以清泻下焦湿热；舌肥有湿，加茯苓健脾安神，利水渗湿，《世补斋医书》曰："茯苓一味，为治痰主药。痰之本，水也，茯苓可以行水；痰之动，湿也，茯苓又可以行湿。"以旱莲草、女贞子滋阴益肾，凉血止血；覆盆子益肾固精，《本草图经》云覆盆子"强肾无燥热之偏，固精无凝滞之害"。五味子补肾宁心，益气生津，收敛固涩。诸药合用，滋阴益肾，涩精固冲，以助肾 – 天癸 – 冲任 – 胞宫生殖轴功能之恢复。

六诊：2003 年 11 月 8 日。

病史同前，昨日月经来潮（2003 年 11 月 7 日），血量中等，血色鲜红。上次阴道出血是 2003 年 10 月 11 日，6 天血止，月经周期相隔 27 天。但经前 BBT 单相。

舌肥嫩红，脉细滑。

方药：

北沙参 20g	寒水石 10g	地骨皮 10g	白　芍 10g
益母草 10g	川　芎 5g	牡丹皮 10g	柴　胡 3g
女贞子 12g	桑寄生 15g	五味子 3g	

15 剂，月经第 3 天开始服用

【分析】舌嫩红，说明阴虚内热，在北沙参、女贞子滋阴益肾的基础上，继用寒水石、地骨皮清血海之热，防止出血时血量过多或出血不止。正值经期，以白芍养血敛阴，川芎养血活血化瘀，牡丹皮活血凉血，益母草活血化瘀、调经止痛。乘月经来潮之际，引血下行，使子宫内膜定期剥脱而按时血止。

七诊：2003 年 11 月 15 日。

病史同前，末次月经：2003 年 11 月 7 日，现阴道仍有少量出血，色暗红。

舌肥嫩红，脉细滑。

方药：

生牡蛎 30g	黄芩炭 10g	地骨皮 10g	椿根皮 20g
柴　胡 3g	白　芍 10g	旱莲草 15g	莲子心 3g
藕　节 30g	五味子 5g	侧柏炭 20g	大　蓟 20g
小　蓟 20g			

7 剂

【分析】舌肥嫩红，说明阴虚内热，血海欠安，继以柴嵩岩教授的滋阴清热止血方加减治疗。全部中药为"静""固"之品，以期尽早血止。

八诊：2003 年 11 月 22 日。

病史同前，末次月经：2003 年 11 月 7 日，经前 BBT 仍为单相，带经 13 天，现血净 2 天，大便稀。

舌肥红，脉沉细滑。

方药：

北沙参 20g	黄　柏 6g	椿根皮 15g	生地黄 12g
地骨皮 10g	白　芍 12g	旱莲草 12g	覆盆子 12g
莲子心 3g	五味子 5g	荷　叶 10g	藕　节 20g

14 剂

【分析】出血刚净，继用滋阴清热止血方加减巩固疗效。加覆盆子以加强益肾固精之力。

九诊：2003 年 12 月 20 日。

病史同前，末次月经：2003 年 11 月 7 日，现一般状况好，无阴道出血已 1 个月。纳寐佳，二便调。

舌肥淡红，脉沉滑。

方药：

柴　胡 5g	旱莲草 12g	熟地黄 10g	寒水石 10g
地骨皮 10g	椿根皮 15g	白　芍 12g	覆盆子 15g
牡丹皮 6g	香　附 10g	侧柏炭 12g	白茅根 20g

7 剂

【分析】无阴道出血已 1 个月，在旱莲草、覆盆子滋阴益肾的基础上，加牡丹皮凉血活血，香附理气调经。

十诊：2004 年 1 月 3 日。

病史同前，药后于 2003 年 12 月 24 日月经来潮，开始出血量少，近 4 天来似月经量。经前 BBT 仍为单相。二便调。主诉自中药治疗后，体重减轻 3kg。

舌肥暗红，苔白干，脉沉细滑稍数。

方药：

柴　胡 5g	黄芩炭 10g	寒水石 10g	椿根皮 15g
莲子心 3g	白　芍 10g	旱莲草 15g	侧柏炭 20g
白茅根 20g	仙鹤草 12g	大　蓟 20g	小　蓟 20g
益母草 10g			

7 剂

【分析】舌暗红，月经 48 天来潮，因无排卵，故先淋沥，后增多，但血量略多仅 4 天，说明瘀血未解。在滋阴清热止血方基础上，加益母草活血化瘀、调经止血。现代药理研究证实，益母草有收缩子宫平滑肌、协助止血之功。

十一诊：2004 年 2 月 14 日。

病史同前，上次就诊用药后 6 天血净。末次月经：2004 年 2 月 13 日，量不多。经前 BBT 单相。近 1 个月体重又下降 1kg，患者希望继续减轻体重。

舌肥红，脉细滑。

方药：

生牡蛎 20g	北沙参 30g	女贞子 20g	白　芍 12g
阿　胶 12g	桔　梗 10g	荷　叶 12g	仙鹤草 12g
鸡内金 10g	莲子心 3g	大　蓟 20g	小　蓟 20g

7 剂

十二诊：2004 年 3 月 6 日。

病史同前，末次月经：2004 年 2 月 13 日，8 天血止。自 2004 年 3 月 3 日起有阴道少量，出血至今已 3 天。余无不适，纳寐佳。

舌肥红，脉细滑。

方药：

生牡蛎 30g	寒水石 10g	黄　柏 6g	生地黄 10g
旱莲草 12g	覆盆子 15g	白　芍 12g	侧柏叶 12g
仙鹤草 12g	白茅根 20g	大　蓟 20g	小　蓟 20g

7 剂

十三诊：2004 年 4 月 3 日。

病史同前，末次月经：2004 年 3 月 3 日，8 天血止。近 1 个月出血少量，为间断性，色暗红，血净 6 天，又有少许出血。BBT 单相。

舌肥嫩红，脉细滑。

方药：

北沙参 20g	寒水石 10g	地骨皮 10g	青　蒿 6g
牡丹皮 10g	柴　胡 5g	白　芍 10g	旱莲草 12g
覆盆子 20g	荷　叶 10g	大　蓟 20g	小　蓟 20g

7 剂

【分析】患者近 1 个月出血为间断性，舌肥嫩红，说明阴虚内热仍较严重；从西医角度来看，PCOS 导致不排卵，由于缺乏孕激素，不能使子宫内膜规律剥脱是不规则出血的最主要原因。柴嵩岩教授以青蒿、寒水石、地骨皮加强清热泻火，安抚血海之力。牡丹皮清热凉血，活血散瘀；柴胡疏肝理气，升举阳气；旱莲草滋阴益肾，凉血止血；覆盆子补肾涩精助阳，以期鼓动卵泡发育及排卵。同时加荷叶止血化浊，大蓟、小蓟凉血止血；北沙参、白芍滋阴养血扶正。全方动静结合，通涩并用；以"静"为主，以"动"为辅，以期达到恢复生殖轴功能，又减少阴道不规则出血的目的。

十四诊：2004 年 8 月 21 日。

病史同前，自诉阴道出现少量蛋清分泌物后，BBT 开始上升。末次月经：2004 年 8 月 15 日，经血中量，5 天即血净。经前 BBT 已上升 11 天，接近典型双相。二便调，纳寐佳。

舌淡红，脉细滑。

方药：

生牡蛎 20g	黄　芩 10g	地骨皮 10g	青　蒿 6g
莲子心 3g	柴　胡 5g	白　芍 12g	玉　竹 10g
浮小麦 20g	大　蓟 20g	小　蓟 20g	香　附 10g

20 剂

【分析】患者为 PCOS，严重崩漏患者，连续 8 年阴道出血不止。曾经西医雌激素治疗 2 年效果不著。经柴嵩岩教授近 1 年中药治疗，以滋阴清热、凉血止血为主，随症加减调整，时而化瘀理气，时而利湿祛痰，不仅阴道不规则出血停止，体重减轻 4kg，精力大增；而且基础体温从单相调到典型双相，开始出现排卵，则月经必然按时血止。柴嵩岩教授认为，PCOS 大多合并痰湿，本患者从体胖，舌肥，卵巢较大，均有大于 12 个小囊，证实合并水湿痰浊。方中出现的茯苓、大腹皮、桔梗、白茅根、益母草、泽兰、荷叶、黄芩、黄柏、椿根皮等均有利水祛湿、化痰消浊之功。

柴嵩岩教授十分重视舌诊辨证，舌诊立法，舌诊给药；强调四诊之中，以舌诊为重。同时指出，不可见痛止痛，见血止血，首先应根据舌、脉、症进行病证、病位的辨别。本案患者瘀血阻滞冲任胞宫，瘀血不去则新血不得归经，此时单纯收敛止血，反而会加重瘀血病情，出血难止。柴嵩岩教授在滋阴益肾、清热凉血的基础上活血化瘀，药用茜草、月季花、益母草、泽兰等，药后血量增多 1 周后血净。正是"瘀去血自净"。三诊舌肥红，脉沉弦滑有力，提示瘀滞得解，血热亢盛。柴嵩岩教授认为"脉动"说明血海蕴热，仍有大出血之可能，故在原方基础上去活血药，重加黄芩、黄柏、椿根皮、寒水石等清热泻火、安抚血海，使 8 年连续的异常子宫出血终于停止。由此看出，柴嵩岩教授治疗 PCOS 出血型的顽症，稳扎稳打，步步为营；通过利湿祛痰化浊，清热凉血化瘀，层层剥外衣之法，驱除诸邪对生殖轴的干扰阻塞，又通过滋阴益肾调节肾－天癸－冲任－胞宫轴之功能，使卵巢出现排卵，而达彻底治愈崩漏之目的。

二十、湿热阻滞，迫血妄行案

宗某，女，21 岁，未婚。初诊日期：2011 年 12 月 10 日。

主诉：月经稀发伴不规则阴道出血 7 年余。

现病史：14 岁初潮，自初潮起月经稀发，来潮则出血不止，（15 ～ 30）天/（2 ～ 6）个月，需用避孕药或孕酮止血，曾有大出血继发贫血输血史。末次月经：2011 年 11 月 25 日，带经 7 天（外院给予甲羟孕酮来潮），末前次月经：2011 年 5 月（自然来经），带经 1 个多月。刻下症：体毛重，乳毛明显。纳寐尚可，二便调。舌红，苔黄厚，脉沉细滑数。

既往史：未婚，否认性生活史。自幼喜食辛辣。

辅助检查：

2011 年 1 月 19 日查性激素：FSH 6.68IU/L，LH 8.22IU/L，E_2 194.51 pmol/L，T 5.48nmol/L，PRL 293.62mIU/L，P 1.27nmol/L。

2011 年 1 月 19 日查 B 超：子宫 5.2cm×4.4cm×3.2cm，内膜 0.4cm。

西医诊断：多囊卵巢综合征，异常子宫出血。

中医诊断：月经后期，崩漏（崩闭交替）。

辨证：湿热阻滞，迫血妄行。

治法：清热利湿，固冲止血。

方药：

旱莲草 15g	荷 叶 10g	地骨皮 10g	茵 陈 12g
扁 豆 10g	黄 芩 10g	连 翘 10g	生牡蛎 20g
白 芍 10g	大 蓟 30g	小 蓟 30g	莲子心 3g
槐 花 6g	白茅根 15g	椿根皮 5g	香 附 10g

20 剂

医嘱：忌食羊肉、大虾、辣椒等性热味辛厚之品，少食甜食，宜食蔬菜、水果等清淡之品。

【分析】患者月经稀发伴不规则子宫出血7年，睾酮升高，体毛重均支持PCOS的诊断。舌红、苔黄厚、脉滑数，辨证为湿热阻滞冲任胞宫。以黄芩、椿根皮、茵陈、白茅根、荷叶、扁豆清热利湿，安冲止血。地骨皮入肾经走下焦，凉血降火。白芍、旱莲草养血滋阴，清热止血，防止出血过多伤血耗阴。槐花、大蓟、小蓟清热凉血止血。生牡蛎滋阴潜阳，清热收敛，固冲止血，与莲子心共用，清心火，重镇安神，柴嵩岩教授认为心经平静，则肝肾经疏泄开阖功能正常。目前为月经周期第15天，重点是清血热、预防出血。考虑患者每每月经后期、无排卵，一旦出血则出血不止，故在一片清热安冲止血之中，加香附，疏肝解郁，理气调经，略动一下气血，防止月经错后。

二诊：2011年12月31日。

病史同前，末次月经：2011年11月25日，现BBT单相，无子宫出血。纳寐可，大便时干，体毛明显。

舌苔黄厚，脉细滑。

方药：

柴　胡5g	荷　叶10g	车前子10g^{（包煎）}	川　芎5g
薏苡仁20g	茜　草12g	枳　壳10g	莱菔子12g
桃　仁10g	苏　木10g	当　归10g	月季花6g
盐杜仲10g	生麦芽12g	绿萼梅6g	

40剂

【分析】本方继用薏苡仁、莱菔子、车前子、荷叶、枳壳等健脾利湿，消浊化痰。今日为月经周期第36天，无月经来潮，故加当归、川芎养血活血。桃仁活血软便，与莱菔子共用，消食除胀，化痰通便。月季花、苏木、茜草活血化瘀。柴胡、枳壳、生麦芽、绿萼梅理气疏肝，气行则血行，促进气血运行。盐杜仲性温入肾走下，益肾助阳，促天癸成熟，以期刺激肾－天癸－冲任－胞宫轴功能恢复。

三诊：2012 年 2 月 18 日。

病史同前，末次月经：2011 年 11 月 25 日，BBT 仍为单相。便干已解，纳寐尚可。

舌苔黄厚，脉细滑。

方药：

生牡蛎 15g	黄　芩 10g	莲子心 3g	益母草 10g
丹　参 10g	女贞子 15g	生地黄 10g	大　蓟 15g
小　蓟 15g	荷　叶 10g	地骨皮 10g	枳　壳 10g
旱莲草 15g			

20 剂

【分析】月经已过期约 3 个月，舌苔黄厚未解，脉滑较前略有动象，考虑血海蕴热，一旦月经来潮，恐会大出血。柴嵩岩教授给予黄芩清热利湿，生地黄清热凉血、清下焦之火，防止血热迫血妄行。二至丸（女贞子性凉，旱莲草性寒）滋阴益肾，清热凉血，滋阴养血，同时有安血海之力。以丹参、益母草养血活血调经，枳壳理气宽胸防滞。莲子心清心火安神，大蓟、小蓟、荷叶清热止血。生牡蛎 15g，以较小之剂量，既可清热固冲，防止大出血，又有防止过于固涩，推后月经之意。

四诊：2012 年 3 月 17 日。

病史同前，末次月经：2012 年 3 月 10 日，血量中等，色红，第 2 天较多，没有血块及腹痛。今日行经第 7 天，血量极少，几乎血净。经前 BBT 不典型双相，上升 9 天，波动不稳。

舌肥绛，苔厚腻，脉细滑。

辅助检查：

2012 年 3 月 12 日查性激素：LH 3.66IU/L，FSH 3.49IU/L，E$_2$ 275.25 pmol/L，T 1.74nmol/L。

方药：

枸杞子 12g	菟丝子 15g	枳　壳 10g	茯　苓 10g
陈　皮 6g	丹　参 10g	荷　叶 10g	槐　花 6g
茜　草 12g	盐杜仲 10g	仙鹤草 15g	大　蓟 15g
小　蓟 15g	茵　陈 12g	益母草 10g	桑寄生 15g

20 剂

【分析】患者月经来潮，周期约 4 个月。但是出现排卵现象，故月经血量比较正常，而且 7 天几乎血止。复查女性生殖激素，睾酮下降至正常范围；LH 由 8.22IU/L 降至 3.66IU/L，两个指标有明显好转。继续以茯苓、茵陈、荷叶、枳壳、陈皮、益母草健脾利湿，祛痰化浊，后三者还有理气活血之功。枸杞子、菟丝子、杜仲、桑寄生补益肝肾，阴阳双补。肾为先天之本，益肾以促进生殖轴功能之恢复。丹参、茜草、益母草养血凉血，活血调经。以槐花、荷叶、仙鹤草、大蓟、小蓟等凉血固涩止血，防止经后出血不止，或月经提前来潮。

五诊：2012 年 4 月 14 日。

病史同前，末次月经：2012 年 3 月 10 日，现 BBT 单相，低温平稳。纳呆，偶有腹胀便干，寐可。

舌肥暗，苔黄厚腻，脉细滑。

方药：

车前子 10g （包煎）	生麦芽 12g	合欢皮 10g	菟丝子 15g
女贞子 15g	砂　仁 5g	大腹皮 10g	丹　参 10g
盐杜仲 10g	川续断 15g	路路通 10g	三　棱 10g

当　归 10g　　　　月季花 6g　　　　益母草 10g

20 剂

【分析】月经周期第 35 天 BBT 仍为单相，说明没有排卵，脉见滑象，说明血海尚充，此时柴嵩岩教授以车前子、大腹皮、路路通、砂仁、益母草等利水祛湿，理气化痰，大腹皮兼有消胀软便之功；以菟丝子、女贞子、杜仲、川续断滋阴助阳，配合当归、丹参、益母草、月季花、三棱养血活血，化瘀调经。全方促进生殖轴功能，激发排卵。

六诊：2012 年 5 月 12 日。

病史同前，末次月经：2012 年 5 月 2 日，血量中等，色红无块，7 天血净。经前 BBT 典型双相。末前次月经：2012 年 3 月 10 日，月经周期为 53 天，较前明显缩短。

舌肥暗，苔白干，脉细滑。

方药：

北沙参 12g	旱莲草 15g	茵　陈 12g	扁　豆 10g
月季花 6g	丝瓜络 15g	荷　叶 10g	夏枯草 12g
路路通 10g	大腹皮 10g	川　芎 5g	茯　苓 10g
车前子 10g (包煎)	三　棱 10g	槐　花 5g	

20 剂

【分析】舌肥苔白为湿痰之象，苔干为湿热瘀久伤阴之状。以北沙参与旱莲草一同滋阴益肾，清热止血；柴嵩岩教授常用北沙参，其微寒，入肺经，益母济子，补肺启肾。茯苓、扁豆、茵陈、车前子、丝瓜络、路路通、荷叶、大腹皮健脾利湿，祛痰化浊；其中路路通、丝瓜络还有活血通络之力。川芎、月季花、三棱养血活血化瘀。荷叶、槐花凉血止血以安血海。

七诊：2012 年 6 月 9 日。

病史同前，末次月经：2012 年 5 月 2 日，经前 BBT 典型双相。现 BBT 低温相，尚未排卵。

舌肥暗，苔薄黄，脉沉滑。

方药：

车前子 15g^{（包煎）}　当　归 10g　　　月季花 6g　　　丝瓜络 15g

大腹皮 10g　　　　益母草 10g　　　北沙参 15g　　　浙贝母 10g

青　蒿 6g　　　　　丹　参 10g　　　女贞子 15g　　　枳　壳 10g

20 剂

【分析】月经过月未潮，舌苔黄脉动，血海蕴热，柴嵩岩教授给予青蒿 6g 清血热，防止月经一旦来潮血量过多。

八诊：2012 年 7 月 21 日。

病史同前，末次月经：2012 年 5 月 2 日，现 BBT 单相不稳。时有腹胀，寐差，二便尚调。

舌苔黄，脉细滑。

方药：

车前子 15g^{（包煎）}生麦芽 12g　　　枳　壳 10g　　　茵　陈 12g

扁　豆 10g　　　　合欢皮 10g　　　大腹皮 10g　　　丹　参 10g

路路通 10g　　　　三　棱 10g　　　莱菔子 12g　　　红　花 5g

香　附 10g

20 剂

【分析】月经已过 2 个多月，以车前子、茵陈、扁豆、枳壳、大腹皮、莱菔子、路路通利湿祛痰，理气引下，其中枳壳、大腹皮、莱菔子还有理气消胀之功。以丹参、三棱、路路通、红花活血化瘀，其中红花、三棱破瘀之力较强。加香附、生麦芽、合欢皮理气调经。层层剥衣，使湿去痰消，气行血行，解除对胞脉、胞络的阻滞，促使排卵功能恢复。

九诊：2012 年 8 月 18 日。

病史同前，末次月经：2012 年 8 月 9 日，月经量少，今日阴道仍有少量出血。末前次月经：2012 年 5 月 2 日，本次月经周期 3 个多月。经前 BBT 不典型双相。

舌肥淡暗，苔白厚，脉细滑。

方药：

柴　胡 5g	荷　叶 10g	清半夏 6g	生牡蛎 20g
大　蓟 15g	小　蓟 15g	仙鹤草 15g	茵　陈 12g
侧柏炭 15g	白　芍 10g	黄芩炭 10g	寒水石 10g
香　附 10g

20 剂

【分析】患者舌肥暗苔白厚，说明为痰湿血瘀阻滞冲任，故月经来潮后期量少，至今第 9 天仍有少量出血。以清半夏、茵陈、荷叶、黄芩炭祛痰利湿，化浊清热；寒水石加强清热凉血，安抚血海之力；白芍养血酸涩收敛；柴胡、香附理气调经，气行则血行，柴胡还有提升阳气，协助止血之功；生牡蛎清热固冲止血；仙鹤草、荷叶、大蓟、小蓟、侧柏炭清热凉血，收敛止血。月经第 9 天，全方以固为主，固中有动，防止异常子宫出血；又追源治本，解除痰湿浊瘀血热之阻滞，为下一周期治疗打下伏笔。

十诊：2014 年 8 月 2 日。

患者近两年内月经每 1～3 个月一行，曾因经期出血淋沥延长，在当地医院用达英 -35 止血 1 个月。但是一直没有出现闭经或阴道大出血的情况。并于 2014 年结婚，求子数月。末次月经：2014 年 7 月 5 日，现 BBT 单相。纳呆寐可，二便尚调。舌肥暗，苔黄厚，脉细滑。

辨证：脾虚湿盛，痰湿阻滞。

治法：健脾利湿，祛痰调经。

方药：

冬瓜皮 20g	薏苡仁 15g	川 芎 6g	莱菔子 10g
菟丝子 20g	砂 仁 5g	荷 叶 10g	佩 兰 5g
盐杜仲 12g	当 归 10g	桃 仁 10g	延胡索 10g
生麦芽 12g			

20 剂

【分析】月经第 28 天，以薏苡仁、冬瓜皮、佩兰、莱菔子、砂仁、荷叶健脾利湿，祛痰化浊。川芎、当归、桃仁、延胡索养血活血，化瘀调经。菟丝子、盐杜仲益肾助阳，温脾化湿，盐杜仲还入肾走下。全方以动、走下为主，解除痰湿血瘀对冲任胞脉之阻滞，益肾助阳，启动生殖轴之功能。

十一诊：2014 年 10 月 11 日。

病史同前，末次月经：2014 年 9 月 9 日，行经 6 天，血量中等。末前次月经：2014 年 7 月 5 日，月经周期 66 天。经前 BBT 不典型双相。

舌肥暗，苔白腻，脉细滑。

方药：

冬瓜皮 15g	佩 兰 3g	砂 仁 3g	车前子 10g（包煎）
红 花 5g	桂 枝 2g	生麦芽 12g	夏枯草 12g
茜 草 12g	槐 花 6g	茯 苓 10g	苏 木 10g
盐杜仲 10g			

40 剂

【分析】患者舌肥暗，苔白腻，说明脾虚湿盛，继用茯苓、冬瓜皮、佩兰、砂仁、车前子等健脾利湿化痰中药。桂枝甘温，助阳化气，加强行水祛痰之力，同时温通经脉，与红花、苏木、茜草等活血药同用，促进卵巢功能。桂枝用量仅为 2g，主要用其气化之力，与助肾阳的盐杜仲配合，

鼓动肾 – 天癸 – 冲任 – 胞宫轴功能，促进排卵。

十二诊： 2014 年 12 月 13 日。

病史同前，末次月经：2014 年 11 月 6 日，经前 BBT 不典型双相，月经 7 天血净。月经周期为 58 天。近日感冒，咽痛，纳差腹胀。

舌红，苔黄厚腻，脉细滑。

方药：

车前子 10g^(包煎)	生麦芽 12g	大腹皮 10g	槐　花 6g
枳　壳 10g	丹　参 10g	月季花 6g	路路通 10g
郁　金 6g	川　芎 5g	茵　陈 12g	砂　仁 3g
泽　兰 10g			

20 剂

十三诊： 2015 年 4 月 18 日。

患者间隔 4 个多月再诊，诉 2015 年 3 月 5 日起阴道不规则出血 10 天，当地医院给妈富隆口服后血止。并于 2015 年 4 月 6 日来月经，4 ～ 5 天血净。

舌肥，苔白黄厚，脉细滑。

方药：

柴　胡 5g	生牡蛎 15g	寒水石 10g	菟丝子 15g
当　归 10g	茵　陈 12g	荷　叶 10g	百　合 12g
黄芩炭 10g	覆盆子 15g	川续断 15g	莲子心 3g

20 剂

【分析】 患者舌肥苔白黄厚，说明湿热较盛；现为月经第 12 天，为防止血海沸腾，异常子宫出血，给予寒水石、黄芩炭清热凉血。荷叶、百合、莲子心清心火宁神，以安血海。当归养血活血，走而不守；柴胡理气疏肝，提升阳气；茵陈、荷叶清热利湿化浊。生牡蛎 15g 清热收涩固冲，防止月经提前。菟丝子、川续断、覆盆子补肾助阳益精,促进卵巢功能;其中川续断又有活血通络之效,覆盆子又有收涩固冲之力。全方以清、收、固为主,加当归、川续断固中有动,继续调经促孕。

十四诊:2015年6月13日。

病史同前,末次月经:2015年4月6日,患者带下清稀拉丝,较前增多。自2015年5月18日起BBT典型上升,至今36.8℃,2015年6月1日已查尿HCG阳性。无腹痛,无阴道出血和下坠感,时有腰酸。

舌苔黄,脉细滑。

诊断:早孕。

方药:

覆盆子15g	荷 叶10g	佩 兰3g	菟丝子20g
苎麻根10g	黄 芩6g	莲子心3g	莲 须5g
侧柏炭15g			

14剂

【分析】覆盆子、菟丝子益肾固冲;黄芩、佩兰、荷叶清热利湿化浊;苎麻根清热凉血,止血安胎;莲子心、莲须清心火安神,益肾固胎;侧柏炭清热化痰,凉血止血。

十五诊:2015年6月27日。

病史同前,末次月经:2015年4月6日,现BBT上升后稳定。无腹痛,无阴道出血和下坠感,时有腰酸。轻度恶心,不吐,二便调。

舌肥暗,脉细滑。

辅助检查:

2015年6月14日查激素:P 33.07nmol/L,HCG 69250mIU/mL。

2015年6月20日查B超:胎囊4.0cm×2.3cm,内见胎芽0.6cm,可见胎心搏动。

方药:

覆盆子 15g	侧柏炭 20g	山 药 10g	苎麻根 10g
菟丝子 15g	玉 竹 10g	白 术 10g	椿 皮 5g
莲 须 5g			

14 剂

十六诊:2015 年 7 月 11 日。

孕 13 周。

病史同前,末次月经:2015 年 4 月 6 日,BBT 高温稳定。无阴道出血,无腹痛下坠,偶有腰酸。

舌肥苔白,脉沉滑有力。

方药:

覆盆子 15g	莲 须 5g	侧柏炭 12g	荷 叶 10g
芦 根 10g	茯 苓 10g	菟丝子 15g	苎麻根 10g
旱莲草 12g			

20 剂

十七诊:2015 年 8 月 1 日。

孕 16 周。

病史同前,末次月经:2015 年 4 月 6 日,BBT 高温稳定。无阴道出血,无腹痛下坠。

舌肥,苔白腻,脉沉滑。

辅助检查:

2015 年 7 月 27 日查 B 超:双顶径 1.9cm,头臀长 6.0cm,胎心胎动好,胎心 169 次 / 分,羊水厚 4.2cm。

方药:

冬瓜皮 12g	茯苓皮 10g	菟丝子 15g	苎麻根 10g

荷　叶 10g　　　佩　兰 3g　　　茵　陈 10g　　　扁　豆 10g

枸杞子 15g　　　泽　泻 5g　　　百　合 10g

20 剂

随访：患者于 2016 年 1 月 29 日顺产 1 女。

【分析】患者月经稀发伴不规则子宫出血 7 年多，睾酮升高，体毛重，BBT 单相无排卵，均支持 PCOS 的诊断。舌红、苔黄厚、脉滑数，辨证为湿热瘀阻胞宫、胞脉。经治后，热减轻，痰湿愈显。柴嵩岩教授认为 PCOS 最重要的病机是痰湿浊饮阻滞下焦。本案例较为复杂，崩闭交替，完全没有月经周期，并曾有子宫大出血史。辨证既有湿浊，又有火热，还有血瘀。柴嵩岩教授采用分步祛邪之法，还要结合月经周期的不同时期，并根据舌脉辨证，以决定是"固"，还是"动"。出血不止就要止血，过期不潮就应引血下行。但是病情往往不是那样单一，瞬息变化，常常需要动静结合，有时以静为主，有时以动为主，"固"有"动"，或"动"中有"固"、有"清"，以逐渐调出月经周期。邪去后柴嵩岩教授注重益肾养血填精，促进天癸成熟，使生殖轴功能恢复而出现排卵，则子宫内膜得以彻底剥脱而血净，这是崩漏治愈的根本。患者结婚后数月不孕，再求医后数月成功妊娠，孕期平顺。

附彩图

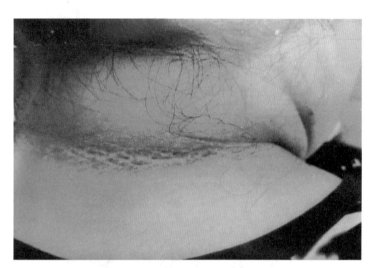

彩图 2-3-1　治疗前颈部棘状皮肤

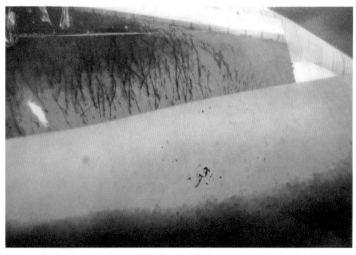

彩图 2-3-2　上面为初诊时患者状态，下面为约 4 个月治疗后患者状态

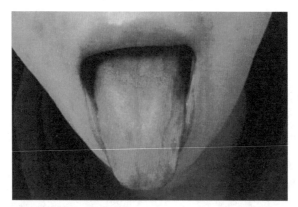

彩图 2-4-1　案一舌象

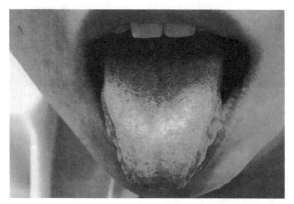

彩图 2-4-2　案二舌象

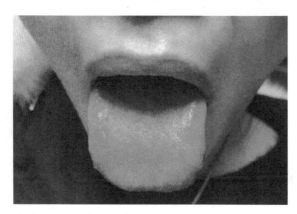

彩图 2-4-3　案三舌象

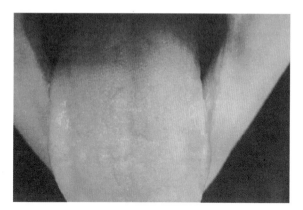

彩图 2-4-4　案四舌象

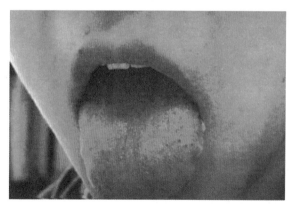

彩图 2-4-5　案五舌象

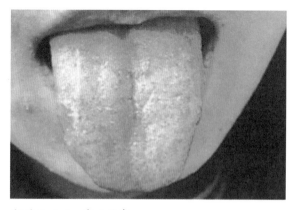

彩图 2-4-6　案六舌象

236

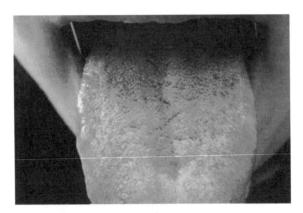

彩图 2-4-7 案七舌象

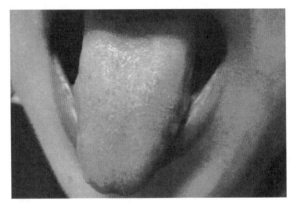

彩图 2-4-8 案八舌象

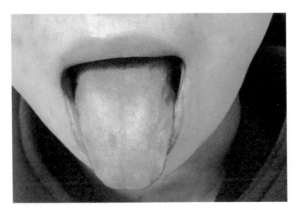

彩图 5-14-1 舌象